跟《黄帝内经》
学饮食养生

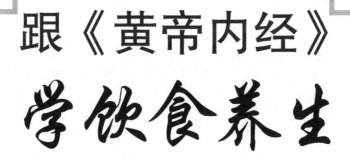

刘 悦 马丽平 编著

中国纺织出版社有限公司

图书在版编目（CIP）数据

跟《黄帝内经》学饮食养生 / 刘悦，马丽平编著
. -- 北京：中国纺织出版社有限公司，2021.10（2022.9重印）
ISBN 978-7-5180-8560-6

Ⅰ. ①跟… Ⅱ. ①刘… ②马… Ⅲ. ①《内经》—食
物养生 Ⅳ. ① R221 ② R247.1

中国版本图书馆 CIP 数据核字（2021）第 091621 号

本书参编人员（排名不分先后）

陈　静　孔　梦　隋　华　徐宏光　沈书文

责任编辑：傅保娣　　责任校对：王蕙莹　　责任印制：王艳丽

中国纺织出版社有限公司出版发行
地址：北京市朝阳区百子湾东里 A407 号楼　邮政编码：100124
销售电话：010—67004422　传真：010—87155801
http://www.c-textilep.com
中国纺织出版社天猫旗舰店
官方微博 http://weibo.com/2119887771
天津千鹤文化传播有限公司印刷　各地新华书店经销
2021 年 10 月第 1 版　　2022 年 9 月第 2 次印刷
开本：710×1000　1/16　印张：11
字数：130 千字　定价：39.80 元

凡购本书，如有缺页、倒页、脱页，由本社图书营销中心调换

前 言

食疗即饮食疗法，是中国传统的治疗方法之一，它运用中医的医疗理论指导人们的饮食，以达到养生保健、防病祛病的目的。

自古药食同源，五谷、五畜、五果、五菜，用之充饥则谓之食，以其疗病则谓之药。进入 21 世纪的今天，如何通过日常饮食来预防疾病以获得健康体魄，已备受现代人关注。古人所说的"治未病"的思想，今天依然提倡"防患于未然"。

《黄帝内经》是我国古代著名的医学典籍，这里面除了对防病治病有很多论述外，一些思想精髓也影响着我们生活的方方面面，其中不乏对现代人饮食健康的观点，流传至今却日久弥新。其中的内容确立了中国传统饮食营养学理论体系的框架。例如其中的"调和阴阳""谨和五味""因人、因时、因地制宜"等原则，至今看来，对于构建人与自然之间、人体内部各脏腑经络的和谐关系，促进身心健康，提高生活质量实用性和指导性依然很强。

本书以《黄帝内经》中的饮食养生理念为主线，将其融入我们的一日三餐、五脏调理、季节调理及不同体质的饮食调理等，帮读者建立健康的饮食观、养生观。另外，本书还介绍了一些实用的食疗方供参考。

书中存在的疏漏之处，恳请读者批评指正。

另外，需要提醒读者朋友，出现身体不适请及时就医，在医生指导下正确用药和治疗，不要盲目滥用自制的药物。

编著者

2021 年 3 月

目 录

第一章 历久弥新的《黄帝内经》健康饮食观

饮食调理，防病治未病 …………………………………………… 003

"谷养、果助、畜益、菜充"的全面平衡膳食模式 ……………… 003

五味调和 …………………………………………………………… 004

三因法则："因人、因时、因地制宜" …………………………… 005

饮食有节，应合适度 ……………………………………………… 007

五色和五味，选对色彩更健康 …………………………………… 007

春夏养阳，秋冬养阴 ……………………………………………… 009

第二章 吃好一日三餐的智慧

三餐饮食金字塔，你的餐桌做到了吗 …………………………… 013

三餐中的营养素 …………………………………………………… 014

三餐中的四个平衡 ………………………………………………… 014

三餐有"守则" …………………………………………………… 016

早餐要吃好 ………………………………………………………… 018

午餐要吃饱 ………………………………………………………… 020

晚餐要适量 ………………………………………………………… 021

合理选择零食 ……………………………………………………… 023

选对食材，吃好一日三餐 ………………………………………… 027

传统汤粥，滋养全家人 …………………………………………… 048

第三章　饮食调理，强健脾胃

《黄帝内经》说养脾胃 ……………………………………………………… 055

养好后天之本 ………………………………………………………………… 056

这些伤脾胃的事，你有没有做过 ……………………………………… 057

察言观色发现脾胃病 ……………………………………………………… 058

脾胃病信号早发现 …………………………………………………………… 059

调理脾胃这样吃 ……………………………………………………………… 061

第四章　饮食养肾，强壮先天

《黄帝内经》说养肾 ………………………………………………………… 069

养肾顾护先天之本 …………………………………………………………… 070

察言观色发现肾脏问题 …………………………………………………… 071

伤肾之事要少做 ……………………………………………………………… 074

调理肾脏这样吃 ……………………………………………………………… 075

第五章　饮食调补心和神

《黄帝内经》说养心 ………………………………………………………… 081

心脏的求救信号早发现 …………………………………………………… 082

养心我该怎么做 ……………………………………………………………… 083

调理心脏这样吃 ……………………………………………………………… 083

第六章　饮食调肝，改善情绪

《黄帝内经》说养肝 ………………………………………………………… 089

健康要从"懂肝"开始 ……………………………………………………… 090

肝脏的求救信号早发现 …………………………………………………… 092

养肝我该怎么做 ……………………………………………………………… 093

调理肝脏这样吃 ……………………………………………………………… 094

第七章 饮食养肺抗污染

《黄帝内经》说养肺 ………………………………………………… 101

养肺我该怎么做 …………………………………………………… 102

调理肺脏这样吃 …………………………………………………… 103

第八章 跟随四季，顺时养生

四季调养的要点 …………………………………………………… 109

春季——春来养"生"，生机勃勃 ………………………………… 110

夏季——夏来养"长"，枝繁叶茂 ………………………………… 113

长夏——长夏养"化"，脾胃康健 ………………………………… 116

秋季——秋来养"收"，果实累累 ………………………………… 120

冬季——冬来养"藏"，蓄积能量 ………………………………… 124

第九章 辨不同体质，饮食健康 100 分

平和体质，宜选"中庸之道" ……………………………………… 131

气虚体质，重在补养元气 ………………………………………… 132

气郁体质，减轻压力、畅达情志很重要 ………………………… 134

阴虚体质，养阴降火、滋阴润燥 ………………………………… 136

阳虚体质，健脾补肾双管齐下 …………………………………… 138

血瘀体质，活血化瘀刻不容缓 …………………………………… 139

痰湿体质，通气血、祛湿痰、养脾胃 …………………………… 141

湿热体质，清热祛湿是重点 ……………………………………… 142

过敏体质，注重提升免疫力 ……………………………………… 144

第十章 管住嘴，健康吃出来

老年人，合理饮食保健康 ………………………………………… 149

儿童，合理膳食身体壮 …………………………………………… 151

女性，吃得好美丽又健康 ···153

男性，注重饮食精力充沛 ···155

女性更年期，从吃调理安度特殊时期 ·······················157

益智健脑 ···158

润肠通便 ···160

减肥瘦身 ···162

生发乌发 ···163

提升免疫力 ···166

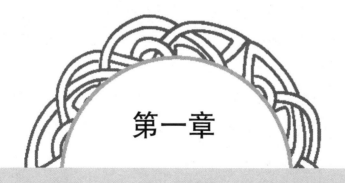

第一章

历久弥新的《黄帝内经》健康饮食观

☆五谷为养，五果为助，五畜为益，五菜为充，气味合而服之，以补精益气。

——《素问·藏气法时论》

☆五味入口，藏于肠胃，味有所藏，以养五气，气合而生，津液相成，神乃自生。

——《素问·六节藏象论》

饮食调理，防病治未病

目前，糖尿病、高血压、心脏病、癌症等慢性病高发，一旦患病，患者很难痊愈，另外，因为慢性病要经历漫长的治疗，不仅给患者身心造成了负面影响，也给家庭带来了很大的经济负担。《黄帝内经》非常强调"治未病"的理念，是说应该从日常的饮食、运动、起居等各方面用科学的方法进行调理，保持身体健康，避免疾病的发生，这才是更科学有效、也更经济实惠的保健养生方法。

《素问·四气调神大论》指出"圣人不治已病治未病，不治已乱治未乱"；《灵枢·逆顺》也指出"上工治未病，不治已病"，这里就是在强调预防为主的思想。在预防医学中，饮食营养学占有十分重要的地位。《素问·五常政大论》指出"谷肉果菜，食养尽之"。这是有关"食养"概念较早的记载。《素问·上古天真论》又指出"上古之人，其知道者，法于阴阳，和于术数，食饮有节，起居有常，不妄作劳，故能形与神俱，而尽终其天年，度百岁乃去"。《黄帝内经》中提出了许多重要的养生原则和方法，如"法于阴阳""食饮有节""起居有常""不妄作劳"等，但由于"人以水谷为本"，故最重要或最基础的还在于"食养"，在于饮食营养的"食饮有节"。

"谷养、果助、畜益、菜充"的全面平衡膳食模式

现在人们生活好了，饮食支出只占了日常支出的很小一部分。这样就容易出现吃得多，吃得杂，不注意节制的问题。从街上来往的、气喘吁吁的"胖子"，医院里各种慢病持续高发就可以看出这个问题。与其寻医问药，不如从我们古老的医学

经典《黄帝内经》学习一下饮食平衡的理念。

自然界为人类的生存提供了必不可少的物质条件,《素问·藏气法时论》指出"五谷为养,五果为助,五畜为益,五菜为充,气味合而服之,以补精益气";《素问·五常政大论》也指出"谷肉果菜,食养尽之"。这是世界营养学史上最早根据食物的营养作用对食物进行分类,并认为膳食应以上述四类食物为主组成,它精辟地、纲领性地向人们揭示了饮食的要义,是世界上最早而又全面的饮食指南,这对于指导人们保持平衡膳食具有重要的意义。

日本近代营养学家将食物分为"六群"或"四群",用于指导居民保持平衡膳食的方法,其实质也与《黄帝内经》相一致。即使是在社会发展的今天,它对于预防由于经济发展、膳食模式西化所产生的"文明病"或"富裕病"仍具有非常现实的指导意义。

五味调和

在食物性能上,《黄帝内经》提出了"气味学说",主要包括五味与四气两个方面的内容。食物的四性是根据食物进入人体内,作用于脏腑经络之后所发生的反应来划分的,有寒、凉、温、热四种属性,偏性不大的为平性。一般来说,性寒、性凉的食物可清热解渴,能减轻或消除体内热证;而性温、性热的食物可明显地减轻或消除身体寒证。例如,苦瓜性寒,能清热解毒,对于热病或暑热烦渴,以及肝热引起的目赤肿痛有缓解作用;羊肉性温,具有温中暖肾的功效,可补肾强身,改善肾阳不足导致的腹痛寒冷、腰膝酸软。

《素问·六节藏象论》中有"天食人以五气,地食人以五味"。所谓"地食人以五味"是指饮食营养之"五味"。"五味入口,藏于肠胃,味有所藏,以养五气,气合而生,津液相成,神乃自生"(《素问·六节藏象论》);"真气者,所受于天,与谷气并而充身者也"(《灵枢·刺节真邪》)等。这些内容强调了饮食五味、谷气、水谷之精气是人体赖以生存的物质基础。如果没有五味的滋养，则"故谷不入，半日则气衰，一日则气少矣"（《灵枢·五味》）。故曰"人以水谷为本，故人绝水谷则死"（《素问·平人气象论》）食物的五味，即辛、甘、酸、苦、咸。辛味即辣味，能散能行，如葱白、香菜能发散风寒、行气活血；甘味即甜味，能补虚，如龙眼肉、红枣能补益脾胃、养血安神；酸味收敛、固涩，如樱桃能滋养肝肾而止泻；苦味可清热泻火、生津液，如苦瓜能清热解暑、解毒；咸味软坚润下、温补肝肾，如海带、紫菜能软坚散结。

食物的"四性""五味"决定了不同的食物有不同的功能，如果选错食物，很容易导致脏腑功能失调而引发疾病，或加重原有的病情。只有合理地运用食物的"四性""五味"特性，选对食物，才能让食物在我们身体内发挥最大的养生功效，以扶正固本、调和气血，最终实现强身健体、预防疾病的目的。常见食物的属性见表1-1。

表 1-1　常见食物的属性

食材属性	代表食材	适宜人群
寒、凉性	芹菜、冬瓜、黄花菜、竹笋、空心菜、黄瓜、草菇、莼菜、苦瓜、鱼腥草、马齿苋、苦菜、香椿、白萝卜、百合、菠菜、荸荠、梨、桑葚、兔肉、鸭肉、蚌肉、河蟹、海带、豆豉、豆腐等	偏热性体质
温、热性	生姜、韭菜、韭黄、蒜苗、辣椒、陈皮、葱、糙米、狗肉、鸡肉、鳝鱼、桂圆、木瓜、胡椒、花椒、玫瑰花、山楂等	偏寒性体质
平性	粳米、糯米、山药、荠菜、南瓜、胡萝卜、平菇、黑木耳、土豆、甘蓝、黑豆、豌豆、蚕豆、红小豆、冬菇、蜂蜜、黑芝麻、甘蔗、葡萄、枸杞子、海参、猪肉、牛肉、鲫鱼、鲤鱼、鸡蛋、牛奶等	各种体质

三因法则："因人、因时、因地制宜"

人的身体状况虽有共性，但却总千差万别。例如，青年人，身体代谢旺盛，功能正常，饮食上只要保证营养充足，就可以满足日常需要并且不易生病；对于老年人而言，他们中的很多人身体衰弱，各器官已开始老化，总体看来，存在脾胃虚弱、羸弱乏力、元气不足等问题。这时的饮食要注重调理脾胃、质地软烂，并且不宜三餐饮食过多。

这里，要强调一个应季食物的概念。

很多年前，北方的冬天只有萝卜、土豆、白菜等几个品种，水果更是少之又少；现在，我们惊喜地发现，冬天也可以吃到红瓤的西瓜、碧绿的苦瓜、红彤彤的草莓。冬季的餐桌一下子变得丰富起来，只要想吃的就能买得到。可是，冬天吃苦瓜、西瓜、草莓，除了口腹之欲得到了满足，这样吃真的好吗？答案是否定的。现在越来越多的养生专家主张吃"应季食物"而非反季节的。

所谓应季食物，就是按季节、按节气上市销售的食物。例如，夏天吃西瓜，冬天吃萝卜、白菜，在古代人看来就是守时令。根据收获季节的不同，应季食物会体现出一定的偏性，如西瓜和苦瓜，性质偏寒凉，夏季吃，可以清热祛火、解暑清心，而冬季本就天寒地冻、寒气逼人，如果贪吃寒凉，只能损害人体的正气，增加患病的机会。

应季食物有以下几个特点：有最适合的生长环境，所以营养最充足，味道也好；价格便宜；没有大棚催熟过程中的化学添加成分。而反季节食物与之相比，营养要少、口味要差，经过长途运输通常新鲜度会大打折扣。所以，不要小看了应季食物，它们不是低档品，而是既便宜又营养、健康的放心食品。常见的应季食物见表 1-2。

表 1-2　常见的应季食物

季节	食物
春季 （立春～立夏前）	荠菜、油菜、菠菜、香椿、春笋、马兰头、韭菜、青枣、枇杷、桑葚、樱桃等
夏季 （立夏～立秋前）	丝瓜、苦瓜、冬瓜、菜豆、芦笋、茭白、黄瓜、佛手瓜、南瓜、苋菜、空心菜、龙须菜、竹笋、生菜、西红柿、圆白菜、茄子、桃、李子、西瓜、菠萝、芒果、柠檬、火龙果、杏等

续表

秋季 （立秋～立冬前）	菱角、莲藕、辣椒、栗子、冬瓜、豆角、山药、白菜、扁豆、柚子、梨、柿子、木瓜、苹果、莲子、甘蔗、葡萄、火龙果、杨桃、番石榴、橘子、红枣、山楂、核桃、各种谷物、豆类、海鲜等
冬季 （立冬～次年立春前）	圆白菜、白菜、洋葱、胡萝卜、萝卜、橙子、橘子、柚子、青枣、甘蔗等

饮食有节，应合适度

《黄帝内经》中对食疗养生保健方面提出了"饮食有节"的理念，为后世食疗的理论奠定了基础。《黄帝内经》认为，养生之道最重要的就是饮食有节。这里的"节"指控制，主张节制饮食，保护脾胃运化功能，发挥机体的抗病能力，杜绝疾病发生的内因。反之，如果饮食不节，经常暴饮暴食，则损伤脾胃运化功能，导致中焦运化失常，从而引发或者加重疾病，危害自身健康。

清代医家王孟英在他所著的《随息居饮食谱》也对这一理论进行了深入的探讨，他认为"饱暖尤为酿病之媒""食宜半饱""量腹节受，过饱伤人"，提倡日常饮食要从主观上进行控制，不能因为喜欢吃、好吃，甚至心情不好等原因而大吃特吃。他抨击了饮食无度的行为，说"食而不知其味，已为素餐；若饱食无教，则近于禽兽"。话虽难听，但是从饮食养生的角度来看，确是金玉良言。

五色和五味，选对色彩更健康

食物五颜六色，绿黄瓜、红苹果、紫茄子、白山药、黄色小米，这些颜色在传统中医理论中也是有讲究的。传统中医有五行理论，五色也是其中的一部分，与五行相对应。五色是指绿、红、黄、白、黑五种典型的色彩。那么，不同颜色的食物在饮食和养生方面有哪些特点和不同呢？

◇ 绿色

绿色在五行中属木，入肝经，能养肝、排毒、清热等。所以，绿色的食材一般具有养肝解毒、清热、提高免疫力等作用。绿色食物多为蔬菜、水果和豆类，如油菜、西蓝花、猕猴桃、绿豆等，它们可提供人体所需的维生素C、叶酸、类胡萝卜素等营养物质。这些食物对高血压患者及爱上火的人是非常有益的。

◇ 红色

说到红色，很容易联想到火和太阳，温暖而充满能量。红色在五行中属火，入心经，具有清心泻火、补血活血等作用。常吃的红色食物有红枣、红小豆、草莓、樱桃、西瓜、西红柿、红辣椒和红肉类等。常吃这些食物，对保护心血管系统、改善贫血有好处。

◇ 黄色和橙色

黄色是大地的颜色，它充满了养料，是一切生物生存的基础。黄色在五行中属土，归脾经，具有养护脾胃、促进消化等功能。常见的黄色和橙色食材有小米、玉米、南瓜、土豆、胡萝卜、柠檬、芒果等。常吃这些食物对保护消化功能很有帮助。它们还含有维生素A、玉米黄素等，可增强身体抵抗力，保护视力，预防老花眼。

◇ 白色

中医的五行理论认为，白色属金，入肺经，具有滋阴养肺、美容护肤等作用。常见的白色食物有百合、银耳、山药、荸荠、白萝卜、鱼肉等，它们具有养肺、化痰及调节体内水液代谢的作用，常吃对保护呼吸系统有益。

◇ 黑色

黑色在五行理论中属水，入肾经，能滋养肾精、养血补血，很多还有抗衰老、养发明目的作用。餐桌上常吃的黑色食物有黑米、黑豆、黑芝麻、黑木耳等。其中黑豆含有蛋白质、脂肪、维生素等多种营养素及黑豆多糖、异黄酮等生物活性物质；黑木耳是血液的清道夫，能降低血液黏度，对预防冠心病有益处；黑芝麻则含有不饱和脂肪酸和维生素E等成分。

除了上面的五色食物，还有一类蓝紫色食物也应该引起重视，如蓝莓、紫薯、紫米、紫甘蓝、紫玉米、茄子、紫葡萄等，这些食物呈现蓝紫色与其中含有的花青素密切相关，花青素是一种抗氧化剂，有利于对抗衰老、维护血管健康。因此，日常饮食中，也要多关注蓝紫色食物。

如果您懂的营养学知识不多，不妨从食物的颜色着手大致区分其养生功效，例如，到了冬天，适合养肾，饮食中宜多加点黑色食物，如黑芝麻小米粥、黑豆鲤鱼汤等，简简单单，就实现了养生的目的。

春夏养阳，秋冬养阴

《素问·四气调神大论篇第二》中说："逆春气，则少阳不生，肝气内变。逆夏气，则太阳不长，心气内洞。逆秋气，则太阴不收，肺气焦满。逆冬气，则少阴不藏，肾气独沉。夫四时阴阳者，万物之根本也。所以圣人春夏养阳，秋冬养阴，以从其根，故与万物沉浮于生长之门。逆其根，则伐其本，坏其真矣。" 高世栻注解："圣人春夏养阳，使少阳之气生，太阳之气长；秋冬养阴，使太阴之气收，少阴之气藏。"这解释了春夏养阳，以养阳之生长；秋冬养阴，以养阴之收藏的养生理念。

"春夏养阳，秋冬养阴"的理念对我们今天的生活依然适用，是顺应自然规律而助人体生长与收藏，而不是针对患者的阴阳不足的病理状态而加以补益。

"春夏养阳"是说，在春夏之际，自然界的万物处于生长状态，其性质属阳，相应的，人体在春夏季节的生长也是最旺盛的，应该顺应自然生长的规律，提供一切生长所需要的条件，助其生长。春时阳生，夏时阳盛。春日阳始生，容易为风寒所伤，应注意御寒保暖。夏季炎热，贪凉饮冷，饮食太过则容易损伤脾阳，出现胃肠型感冒、胃肠炎吐泻等。而夏夜高温，空调冷气之下，易受寒湿之邪，寒湿容易伤阳。所以，春夏季节应该多吃葱、姜、蒜、苏叶等辛温发散、芳香化湿之品，即"春夏养阳"。

"秋冬养阴"是说，秋冬阴令也，秋时阴收，冬时阴藏。秋冬之时燥邪为患，尤其是冬季空调、暖气之下，易伤阴，故秋冬之时宜服用滋阴之品以防燥邪，保持居室空气湿润也有助于避免燥邪。秋时渐寒，冬时寒盛，人们喜食辛辣、好饮酒以御寒。但辛辣的食物易滋生内热，酒易生湿热，这类食物吃得多则伤阴。因此，秋冬之时既要避免燥邪，又要避免过食辛辣和过量饮酒，以防伤阴。

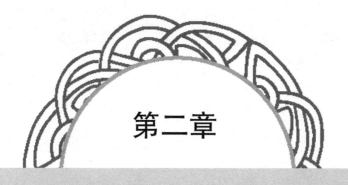

第二章

吃好一日三餐的智慧

　　《黄帝内经》给我们提供了很多养生原则，将它们与现代健康理念相融合，应用到一日三餐中，吃对并且吃好，才能让我们拥有强壮的体魄和充沛的精力。

三餐饮食金字塔，你的餐桌做到了吗

众所周知，古埃及的金字塔是最稳定、最牢固的建筑形式。同理，"饮食金字塔"也是膳食的最佳结构。我们的日常三餐，如果遵从这个比例来选择食物，不仅能保证品种多样化，更能达到营养均衡的目的。换句话说，餐桌上，食物选择大体比例为粮谷类40%、蔬菜水果30%、鱼肉禽蛋奶类20%和糖、盐、油等10%。

如果按照"饮食金字塔"（图2-1）的分布来看，从下往上看，"饮食金字塔"的最底层是最重要的粮谷类食物（如米饭、面包、馒头、面条等），每天吃得最多，一般为250～400克。第二层是蔬菜和水果，每天也要多吃一些，并且品种还要多样化，其中蔬菜不低于2种，以深色蔬菜为主，总量为300～500克；水果不少于2种，总量为200～400克。第三层为动物性食物，总量为125～225克，鱼虾类优于畜禽类，最好每天能吃1个鸡蛋，少吃或不吃动物内脏、皮、脑等部位。第四层是奶类和豆类，每天应喝300克牛奶（约1袋

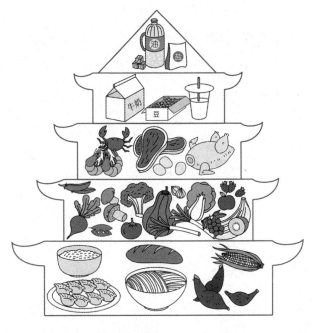

图2-1　饮食金字塔

牛奶量），或吃大豆及其制品。第五层（塔尖）是油、盐、糖，每天的食用量最少。烹调油宜选择植物油，不超过 30 克，猪油、牛油等动物油少吃或不吃。此外，每天还要饮水约 1200 毫升（约 6 杯）。

三餐中的营养素

目前已经证实人类必需的营养素有 40 余种，这些营养素必须通过食物摄入来满足人体需要。营养素又分为宏量营养素、微量营养素、维生素和其他膳食营养成分。

宏量营养素包括蛋白质、脂类和碳水化合物，也是产能营养素。

微量营养素主要是指人体必需的矿物质，包含钙、磷、钠、钾、镁、氯、硫等必需常量元素和铁、碘、锌、硒、铜、铬、钼、钴等微量元素。

维生素可以分为脂溶性维生素和水溶性维生素。维生素 A、维生素 D、维生素 E、维生素 K 是脂溶性维生素，维生素 B_1、维生素 B_2、维生素 B_6、维生素 B_{12}、维生素 C、泛酸、叶酸、烟酸、胆碱和生物素是水溶性维生素。

此外，我们还需要食物提供膳食纤维、水及其他植物化学物等其他膳食营养成分，以满足身体营养需求。

三餐中的四个平衡

餐桌上的热量、营养、味道、颜色都需要平衡。

◇ 热量平衡

一日三餐中要达到热量的平衡，其中蛋白质、脂肪与碳水化合物三种营养成分的摄入量应分别占食物总能量的 10%～15%、20%～30% 和 55%～65%；早、午、晚餐的能量宜占三餐总能量的 25%～30%、30%～40% 和 30%～40%。

◇ **营养平衡**

我们在选择食物时，既要保证蛋白质、脂类和碳水化合物的摄入量，并达到一个适宜的摄入比例；又要满足钙、铁、锌、硒等矿物质，维生素、膳食纤维、水和一些特殊的植物化学物的适量摄入，这样才能达到营养均衡。因此，只有食物摄入的多样化，营养提供的才会越全面。"没有不好的食物，只有不合理的膳食，关键在于平衡"说的就是这个道理。

◇ **味道平衡**

食物的味道主要包含酸、甜、苦、辣、咸等。食物的味道独特，不仅会为人的感官带来愉悦，更会影响其对营养的消化和吸收。

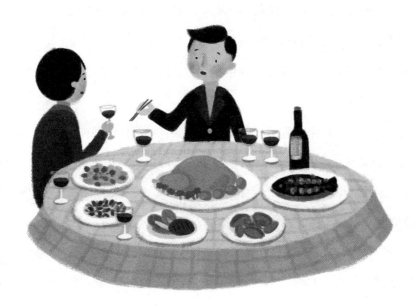

◇ **颜色平衡**

食物中的颜色主要由其所含的色素决定，不同颜色的食物所含的营养成分不同，各种颜色的食物含有不同有益的植物化学物。我们通过各色食物搭配，取长补短，能达到营养均衡。

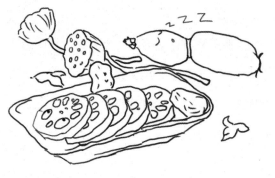

白色：以大米、面粉、大蒜、洋葱、白菜、白萝卜、莲藕、莲子、冬瓜、白蘑菇、白芸豆、豆腐、白芝麻、山药等为代表食物。这类食物富含有机硫化物、植酸等植物化学物，具有抗氧化、抗癌等作用。

黄色：以柑橘、菠萝、胡萝卜、杏、芒果、柠檬、南瓜、番薯、玉米、小米、木瓜等为代表食物。这类食物富含 β - 胡萝卜素、叶黄素、异黄酮等，具有抗氧化、降低胆固醇、保护血管健康等的作用。

红色：以番茄、红辣椒、西瓜、山楂、草莓、红葡萄、蔓越橘、红枣等为代表食物。这类食物富含番茄红素和类胡萝卜素；其中番茄红素是强抗氧化剂，易于吸收、代谢和利用，有利于预防动脉硬化和癌症；而类胡萝卜素具有抗癌、抗氧化和提高免疫力的作用。

绿色：以菠菜、芹菜、青椒、西蓝花、苦瓜、青瓜、猕猴桃、青豆、绿茶等为代表食物。这类食物富含叶绿素、类胡萝卜素、叶黄素、儿茶素、多酚、萜类、异硫氰酸盐等有益的植物化学成分，有抵抗疲劳、增强免疫力、预防癌症等作用；此外，由于它们的膳食纤维丰富，能增强胃肠蠕动，促进消化吸收。

黑色：以黑米、紫菜、黑豆、黑芝麻、黑莓、桑葚、黑加仑、菌类为代表食物。这类食物富含花青素、白藜芦醇、萜类化合物等，具有抗氧化、降脂、降血黏度、抗肿瘤等作用。

三餐有"守则"

我们每天会吃很多食物，并依赖这些食物为身体提供必需的营养素。我们养成了一日三餐的饮食习惯，那么三餐要怎么吃才能为机体提供全面、均衡的营养呢？

下面是一些建议。

◇ 定时定量有规律

定时吃三餐

吃好三餐，时间安排是有讲究的。早餐时间最好控制在 15 ～ 20 分钟，午、晚餐时间为 30 分钟左右，不宜过长，也不宜过短，因为这样有利于消化液的分泌，能更好地促进食物的消化和吸收；而两餐间隔以 4 ～ 6 小时为宜。这是因为吃下的食物在胃内多会形成含有蛋白质、脂肪和碳水化合物的混合物，其在胃内排空的时间一般是 4 ～ 5 小时。因而建议早餐在 6:30 ～ 8:30，午餐在 11:30 ～ 13:30，晚餐在 18:00 ～ 20:00。

定量吃三餐

通常我们以一天三顿饭提供的总能量作为基础，早餐提供的能量应占全天总能量的 25% ～ 30%，午餐应占 30% ～ 40%，晚餐应占 30% ～ 40%。这样定量吃三餐，可以为我们的日常学习和工作提供必要的能量，增强抵抗力，减少因能量不足而引起的低血糖、消瘦等症状。

当然，对于从事一些特殊职业的人如重体力劳动者或夜班工作者，或有特殊生活习惯的人如素食主义者等，应根据其实际需求进行适当调整。

不能暴饮暴食

暴饮暴食是一种危害健康的饮食行为。我们身体已经适应了定时定量吃三餐，如果这种饮食习惯突然改变，如饥一顿、饱一顿，或者吃饭不定时等，很容易引起胃肠功能失调，如引发急性胃肠炎、急性胰腺炎、急性胆囊炎等，出现腹痛、腹胀、恶心、呕吐、腹泻等症状。有研究证明，暴饮暴食后心脏病急性发作的危险也明显增加，因此要规律用餐，避免暴饮暴食。

◇ 进食顺序：吃饭也讲究先来后到

主食、菜品、汤、水果，正确的进食顺序是什么样的？建议按照下面的顺序来吃饭。

第一步：餐前适当吃些新鲜水果。这样不仅可以避免吃饭时过饱，还利于消化和吸收。

第二步：喝点清淡的蔬菜汤。清淡的蔬菜汤是汤中好选择。这是因为此时蔬菜中的营养素是最好吸收的；同时蔬菜的能量较低，体积变大，并能在胃中占有一定的体积，适当减少后续食物的摄入量。

第三步：吃清淡的蔬菜。可以提供足够的维生素和矿物质。

第四步：吃主食。此时，胃内尚有空间可以容纳主食，而主食中的碳水化合物往往是一餐主要提供能量的食物。

第五步：吃荤菜。荤菜中首选海产品，次选鸡鸭牛羊肉，最后选瘦猪肉。此时可饮少许酒。但这里要提醒大家的是，喝酒要适量，例如，红葡萄酒一天不超过120毫升。

总的来说，这样吃饭的顺序可以控制肉类等动物性食物的摄入量，保证蔬菜和水果的摄入量，提供大量的抗氧化成分，并维持动植物性食物的平衡。用一句话概括就是，改变用餐小顺序，确保身体大健康。

早餐要吃好

◇ 每天都要吃早餐

早餐作为一天的第一餐，可以提供充分的能量和营养素，对保障身体健康、提升工作和学习效率有着不可替代的作用。有研究表明，儿童不吃早餐导致的能量和营养素摄入不足很难从午餐和晚餐中得到充分补充；同样道理，成人不吃早餐，除了容易引起能量及营养素缺乏外，还会导致胃炎、胃溃疡、胆结石等疾病，所以每天都要吃早餐。

◇ 早餐要提供足够的能量

一般来说，蛋白质、脂肪和碳水化合物的供能比越接近1：0.7：5，越能使整个上午血糖都维持在稳定水平，进而满足大脑对血糖供给的要求，保证上午的工作或学习效率。如早餐可选择馒头（或面包、面条、粥）等适量、鸡蛋1个、1杯豆浆，准备一些新鲜蔬菜，再吃点水果，以满足能量的需要。

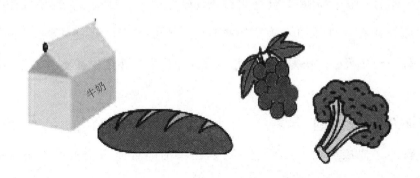

◇ 早餐要保证营养充足

种类多，搭配合理是吃好早餐的先决条件。早餐最好包含谷类、动物性食物（肉类、蛋）、奶及奶制品、蔬菜和水果等食物，以保证早餐营养充足；若不足两类，则早餐的营养不充足。

◇ 早餐也要讲究时间

健康早餐除注重种类和能量外，吃早餐的时间也是有讲究的，一般选择在起床半小时后为宜，可安排在 6:30～8:30。

◇ 速食早餐应少吃

一个汉堡包，几个炸鸡翅，早上吃起来方便又快捷。那么这类速食早餐到底好不好呢？实际上，这类早餐具有高脂肪、高热量的特点，存在缺少维生素、矿物质、膳食纤维等问题。长期吃这种速食早餐，容易导致营养过剩和肥胖；同时，油炸类食品对身体也有危害。因此，应避免吃速食早餐。如果必须食用的话，建议再增加新鲜蔬菜和水果的搭配，以确保营养均衡；同时增加上午的运动量，消耗多余的能量。

午餐要吃饱

无论如何，中午都留 30 分钟给自己，好好地吃一顿午饭，这不仅是为我们的身体补足能量，以便下午有更佳的工作（学习）效率，还能调整我们的肠胃功能、促进消化吸收，获得全面营养和增强免疫力。那么午餐要怎么选，怎么吃呢？

◇ 吃午餐的四原则

午餐的选择应遵循四个原则：一是提供的能量应占全天所需总能量的 30% ～ 40%；二是食物多样化，保证营养全面、均衡；三是食物尽量清淡、少油、少盐和少糖；四是饮食习惯很重要，细嚼慢咽才健康。

以每天总能量摄入为 2200 卡的人为例：主食的总量应控制在 125 克左右，可选择米饭、面食（馒头、面条、饼、发糕等）；也可搭配甘薯，因为它是一种很好的低脂肪、低热能食品，富含丰富的营养素，具有减肥、抗癌等功效，特别是其含有大量的膳食纤维，可以有效地刺激肠道蠕动和消化液的分泌，降低肠道疾病的发生率。副食宜吃一些含有优质蛋白的食物，如瘦肉、鱼类、禽类、蛋类、大豆及其制品等，总量控制在 95 ～ 100 克，其中保证大豆制品在 20 ～ 25 克；同时，午餐还要保证适量维生素、矿物质和膳食纤维的摄入，宜多吃一些新鲜蔬菜，总量控制在 150 克左右。此外，餐前可适当吃一些新鲜水果。午餐也不宜吃得过饱，更不易吃油炸、腌制或肉类熟食来代替午餐。

◇ 快餐的弊端

速度快

很多人一顿午餐的时间仅用 10 分钟，甚至更短，狼吞虎咽地吃完一顿饭，极其不利于食物的消化和吸收。

热量不平衡

热量要么极高，要么极低。对于一味追求速度，而选择汉堡包、油炸食品的人来说，一顿午饭，热量极高，容易造成能量过剩；长期下去，极易导致肥胖、高血脂等。而对于那些想要减肥的人来说，中午采取少食、节食；随便吃点东西对付一顿饭或者压根就不吃了，长此以往，这类人的胃长期得不到运动，很容易造成功能退化，胃病、营养不良会随之而来。

营养不均衡

不论是选择煎炸食品还是其他快餐，都有一个共性的问题，就是食物种类少，进而导致提供的营养素不全面，不均衡；如果选择盒饭，尽管菜的品种较多，但是烹制方法或保存方法不当，使营养素流失较多，同样会造成营养不均衡。

晚餐要适量

如果晚餐吃的过多，血糖和血中氨基酸的浓度就会增高，从而促使胰岛素分泌增加。一般来说，人们晚上活动量少，能量消耗也低，多余的能量在胰岛素作用下合成脂肪储存在体内，会使体重逐渐增加，从而导致肥胖。此外，晚餐过于丰盛、油腻，会延长消化时间，导致睡眠不好。有研究表明，晚餐经常进食大量高脂肪、高蛋白食物，还会增加患冠心病、高血压等疾病的危险性。因此，晚餐一定要适量。

◇ 晚餐不能这么吃

吃速冻食品、肉类熟食或快餐

通常来说，能马上吃进嘴里的加工食品多半是高脂肪、低膳食纤维的食物。长期以这类食物为晚餐，容易造成能量过剩或便秘；同时，这类食物由于单一化，维生素、矿物质或其他有益的植物化学物都缺乏，极易引起能量充足、但营养素缺乏；此外，这类食物往往还添加了过多的味精、鸡精或其他添加剂，对健康有潜在威胁。因此，晚餐应尽量避免吃速冻食品、肉类熟食或快餐。

外出聚餐，吃大量的鱼肉海鲜

这类晚餐是蛋白质和脂肪过剩，谷类不足，膳食纤维缺乏，易导致能量过剩、便秘等；如经常大量饮酒，还会导致酒精过量，伤胃伤肝的问题；此外，啤酒搭着海鲜吃，又会引起尿酸增加，严重者会导致痛风。因而减少外出就餐是根本。如果必须进行，应多吃蔬菜、水果，少吃荤菜肉类，少喝酒。

晚间熬夜，饥饿后吃大量夜宵

晚餐过晚或吃大量夜宵，不仅会影响睡眠，更会导致肥胖。通常在这种情况下，一小碗粥、清淡小菜或是一杯牛奶，适当加点水果，补充够夜间活动和睡眠的能量即可。

毫无疑问，上述三种情况的晚餐都是不可取的，很容易危害身体健康。因此，无论如何，晚餐都要好好地做，好好地吃，这才是根本。

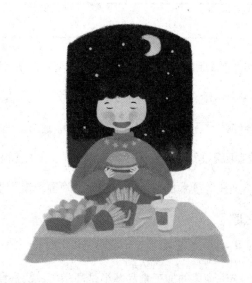

◇ 晚餐这样吃才健康

晚餐提供的能量应占全天所需总能量的 30% ～ 40%，以此满足晚间活动和睡眠的能量需要。其次在种类的选择上以脂肪少、容易消化的食物为宜。主食可选择富含膳食纤维的食物如糙米、燕麦等，这样既能增加饱腹感，又能促进肠胃蠕动；总量可控制在 125 克左右；副食可选择鱼肉、瘦肉等动物性食物，但量不宜多，控制在 50 克左右；多吃一些新鲜蔬菜，量在 150 克左右；同时可适当吃一些大豆及其制品。理想的晚餐时间是距离午餐 4 ~ 6 小时，一般在 18:00 ~ 20:00。此外，餐前可吃点水果，既增加饱腹感，又促进消化。

合理选择零食

零食是指非正餐时间吃的各种食物，包括各种饼干、糕点、糖类、油炸食品、腌制食品、膨化食品、水果等。但是零食怎么选、怎么吃是有讲究的。吃得对为健康加分，吃得不对，就要为健康减分了。

◇ 远离情绪化饮食

情绪化饮食指人们为消除紧张感或压力，时不时想吃点零食的行为。有调查显示，有相当一部分人为了缓解压力而狂吃高脂肪、高糖、高盐、高热量的食物，以此来缓解生气、压力、紧张和失望的情绪。情绪化饮食大多缺乏营养，且大量吃容易引起肥胖，应避免。

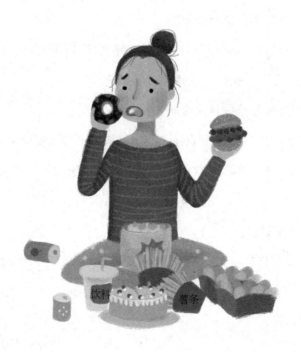

◇ 莫让零食变"丑食"

饼干、糕点、糖类、油炸食品、腌制食品、膨化食品等零食，属于低营养价值的食物，除了热量，营养成分主要是脂肪，特别是其中的反式脂肪酸占的比例很高，长时间摄入对人体危害很大，属于限制选择的食物，应该少吃，否则，本应该入口的美食，相反就是"丑食"了。

◇ 分级选零食，好吃又健康

优选零食（高营养价值的食物）

优选零食包括水果、奶制品、坚果等。水果含有丰富的维生素C、胡萝卜素、B族维生素，矿物质钾、镁、钙和膳食纤维等，这些成分在维持身体的新陈代谢、抗氧化、防衰老等方面起到积极的作用。奶制品包括奶粉、酸奶、炼乳、奶酪等，营养素丰富，且容易消化，是零食中的佼佼者。坚果除了富含蛋白质和脂肪外，还含有大量的维生素E、叶酸、镁、钾、不饱和脂肪酸及较多的膳食纤维，对健康有益。

条件零食（中营养价值的食物）

条件零食包括海苔、葡萄干等。尽管这类零食营养素也较为丰富，但海苔的盐含量、葡萄干的糖含量都不低，吃的时候要控制量。

限制零食（极低营养价值的食物）

限制零食包括熏制食品、腌制食品、油炸食品。这些零食属于"三多一少"食品，即脂肪多、能量多、添加剂多，但营养素少，影响身体健康。最好不要吃，但吃的时候，一定要多吃些蔬菜、水果，补充营养，促进代谢。

◇ 两餐之间吃零食

两餐之间可适当吃些零食，但量不要太多，以免影响正餐的食欲。一般在上午10点、下午3点左右吃点零食是比较适宜的；晚餐后2～3小时也可吃些零食，但睡前半小时不宜再吃。

◇ 坚果好吃但要有度

每周吃少量的坚果可能有助于心脏的健康。核桃、杏仁、松子、花生、榛子、板栗、腰果、葵花子、南瓜子等都属于坚果。它们营养丰富，是养生佳品。但由于它们的脂肪含量不低，所以不可过量食用，以免导致肥胖。因此，每周 50 克左右为宜。此外，儿童在吃坚果的时候，一定要有大人在旁，并将坚果弄碎，以免卡到喉咙，造成意外伤害。常见坚果及其营养分析见表 2-1。

表 2-1　常见坚果及其营养分析

名称	营养分析
核桃	核桃仁性温，味甘，有补肾固精、润肺止咳、化痰定喘、顺气补血等功效，对肾虚、尿频、咳嗽等症有很好的辅助疗效。核桃含有丰富的蛋白质、脂肪、矿物质、B 族维生素和维生素 E，有利于防止细胞老化，有健脑、增强记忆力及延缓衰老的作用。冠心病、脑卒中、老年痴呆等患者食用则有补益作用
花生	花生性平，味甘，有补脾益气、润肺化痰、养血补血等功效。对脾虚少食、消瘦乏力、久咳肺弱等症有一定的辅助疗效。花生的蛋白质含量非常丰富，每 100 克花生可以提供人体每日所需蛋白质的一半以上。另外，花生还含有丰富的纤维素，铜、钾、镁、铁、锌等矿物质及 B 族维生素、维生素 E、维生素 D。花生适宜动脉硬化、冠心病、高血压等心血管病患者食用
芝麻	黑芝麻性平，味甘，有补肾益肝、填补精髓、养血益气、乌须黑发、强壮筋骨等功效，对身体虚弱、须发早白、无力、头晕、耳鸣、贫血的人，可作为常年保健食品食用。芝麻中含丰富的蛋白质、脂肪、钙、磷、铁、芝麻素、花生酸、芝麻酚、油酸、棕榈酸、卵磷脂、维生素 A、B 族维生素、维生素 D、维生素 E 等营养物质
杏仁	杏仁性温、味辛、苦、甘，有止咳化痰、润肠通便的功效。杏仁的含钙量是所有坚果之冠，对预防骨质疏松有一定益处。杏仁中蛋白质的含量高达 20%，所含氨基酸种类也非常齐全。杏仁中含有维生素 E 和精氨酸，可以防止血小板凝结，降低心脏病风险。杏仁还可调节胰岛素，降低血糖

续表

名称	营养分析
栗子	栗子性温，味甘平，归脾、胃、肾经，有养胃健脾、补肾强筋、活血止血的功效。栗子营养丰富，栗肉中含糖、淀粉、蛋白质、脂肪、胡萝卜素、硫胺素、维生素 B_2、烟酸、抗坏血酸等多种维生素，以及钙、磷、铁、钾等矿物质。有利于预防高血压、冠心病、动脉硬化、骨质疏松等疾病，是抗衰老、延年益寿的滋补佳品
松仁	松仁性平，味甘，有滋阴润燥、滑肠通便的功效。松仁因含有丰富的脂肪、棕榈碱、挥发油等，能润滑大肠而通便，缓泻而不伤正气，尤其适用于年老体弱、产后病后的大便秘结者。松仁除含有人体必需的多种氨基酸和脂肪外，尚含有丰富的锌、钙、铁及维生素 A、维生素 B_1、维生素 B_6、维生素 C、维生素 E 等
葵花子	葵花子性平，味甘，有润肠通便的作用。葵花子含有大量的蛋白质、B族维生素、钾、铁、镁等营养素。特别适宜糖尿病、抑郁症、失眠、便秘的人食用
榛子	在坚果中，榛子不仅被食用的历史最悠久，营养物质的含量也最高，有着"坚果之王"的称号。榛子含有蛋白质、脂肪、糖类、胡萝卜素、维生素 B_1、维生素 B_2、维生素 E 等营养成分，且含有人体所需的 8 种必需氨基酸，其含量远远高过核桃；榛子中钙、磷、铁含量也高于其他坚果
西瓜子	西瓜子性平，味甘，有清肺润肠、和中止渴、化痰涤垢等功效。西瓜子含丰富的脂肪、蛋白质、碳水化合物、膳食纤维、B族维生素、维生素 E、尿素酶、皂苷，以及钙、铁、磷、钾、钠、锌、硒等。其中所含的不饱和脂肪酸，有利于降低血液中的胆固醇，预防动脉粥样硬化的发生
南瓜子	南瓜子性平，味甘，有杀虫驱蛔、利水消肿的功效。中医常用于治疗蛔虫病、绦虫病、手足水肿等病症。南瓜子含有丰富的蛋白质、脂肪、碳水化合物、膳食纤维、B族维生素、维生素 E、胡萝卜素以及多种微量元素。南瓜子有很好的杀灭人体寄生虫的作用，对血吸虫也有很好的杀灭作用；男性如果每天食用 50 克左右炒熟的南瓜子，有利于治疗前列腺肥大和预防前列腺癌；南瓜子还含有丰富的锌，有助于改善成年男性因缺锌导致的性欲减退

续表

名称	营养分析
冬瓜子	冬瓜子性凉，味甘，有清肺化痰、消痈排脓、利湿的功效，中医临床常用来治疗痰热咳嗽、肺痈、肠痈、白浊、带下、水肿、脚气等症。冬瓜子含有丰富的蛋白质、脂肪、脲酶、皂苷、B族维生素等，常吃可预防冠心病，使容颜红润光泽，还可以提高人体的免疫力

◇ 零食当早餐不可取

由于时间关系，很多人早上来不及吃早餐，而是随便在超市买点饼干、雪米饼等充当早餐了。其实，这样的早餐不利于健康。这是因为：这类零食种类单一，缺少优质蛋白、维生素、矿物质、膳食纤维等营养素，长时间吃容易引起营养素缺乏；这类食物的主要原料是谷类，碳水化合物负责提供能量，缺少脂肪和蛋白质产生能量，所以能量维持时间有效，接近中午甚至不到中午血糖水平就会明显下降，易导致中午吃入大量食物，会陷入暴饮暴食的恶性循环；这类食物多数属于干食，对于早晨处于半脱水状态的人体来说，是不利于消化吸收的。因而，用零食代替早餐是不可取的。

选对食材，吃好一日三餐

吃好一日三餐一定要选好食材，下面从主食、副食、配餐几个方面来介绍。

◇ 五谷杂粮最养人

在饮食金字塔中，粮谷类所占的比例约为所有食物的40%，可见其重要性。每日要吃250～400克谷类、薯类和杂豆类，这是碳水化合物的主要来源，稻米、小麦营养各具特色，杂豆、薯类是谷类的有益补充，作为膳食结构的基础，五谷杂粮对人体有诸多益处，但前提是必须吃得正确、用得合理。依据"药食同源"理论，我们熟知的五谷杂粮都有一定的养生保健、预防疾病的食疗功效。例如，小米养脾胃，黄豆补益肾气，山药是肺、脾、肾三脏兼顾的上佳补品，而黑芝麻能养肾固精、乌发，只要仔细挖掘，就会发现正确食用五谷杂粮对身体健康的益处非常多。

五谷杂粮的营养特色

从现代营养学角度来看，每种食物所含的营养素虽然在种类上相差不多，但含量却各不相同，相差几倍至几十倍不等，五谷杂粮也是如此。五谷中，精细粮食的口感好，能够增进食欲，所含碳水化合物更是人体最直接、最主要的能量来源。但经过碾磨加工后，主要存在于谷粒皮层和胚芽内的营养素会大量丢失，特别是膳食纤维、维生素和矿物质，而这些营养素也正是人体容易缺乏的。以精白面为例，其膳食纤维和维生素 B_1 的含量只有标准粉的 1/3，长期仅食用精白面易导致脚气病。杂粮在营养方面有如下特点：铁、镁、锌、硒、磷等微量元素的含量高；膳食纤维含量高；有些五谷杂粮偏碱性，可中和人体酸性环境；维生素 E、B 族维生素和 β - 胡萝卜素等维生素含量高而能量低，更适合糖尿病、高脂血症和肥胖人群；另外，杂粮中钾、钙、叶酸、生物类黄酮的含量也远高于细粮，如黄豆中含有丰富的异黄酮。

五谷杂粮适合"三高"人群

"三高"指高血压、高脂血症、高血糖。中国约有 2 亿人患有高血压，1.2 亿人肥胖，还有 9700 万糖尿病患者，这些现代文明病，80% 与人们的饮食习惯有关，如粮食的过度过细致加工，盐和油的过量食用等。近些年的研究表明，增加全谷物食品的摄入可以有效降低患以上病症的风险。一项研究分析表明，高全谷物、果蔬、鱼、禽肉的膳食摄入，减少红肉、加工食品、甜饮料及淀粉质食品的膳食摄入，可以减少 2 型糖尿病的发病风险。

有研究表明，粗粮、杂粮可降低收缩压、舒张压、空腹血糖、总胆固醇、三酰甘油、高密度脂蛋白胆固醇水平。日常生活中，适当增加粗粮比例，既经济，又健康。世界卫生组织曾经明确提出，减少"三高"和控制"三高"是预防心脑血管病的第一道防线。杂粮对"三高"的预防和控制作用不言而喻，因此，在现代饮食结构基础上适当增加杂粮的比例，能够有效预防心脑血管疾病。

另外，谷物纤维摄取量偏少的人群心脏病发生概率较高。但要注意，蔬菜纤维并不能替代谷物纤维的作用。对高脂血症和高血压患者有益的杂粮有黄豆、玉米、燕麦、苦荞麦、大麦、甘薯等。但长期、大量以粗粮为主食，也会导致营养不良。中医古籍中记载的对缓解糖尿病有益的食物有粳米、大麦、小米、薏米、绿豆、黑豆、豌豆、豇豆和扁豆等。

杂粮有利于预防癌症

杂粮富含膳食纤维、多种维生素及矿物质，这是其发挥癌症预防作用的基础。另外，某些杂粮还含有一些特有成分，有助于防癌。杂粮中的纤维素进入肠道后，能够吸附有毒的致癌物质，使之快速排出体外；低聚糖有助于肠道内有益菌的繁殖和分泌，抑制有害菌生长，减少毒物的产生和吸收；维生素 C 和维生素 E 具有抗氧化作用；钙、镁、硒等元素具有抑制癌细胞的扩散作用。研究证实，麦麸能降低患结肠癌的风险；黄豆中的三羟基异黄酮可有效降低结肠癌、肺癌、肝癌、食管癌、前列腺癌和乳腺癌的发病危险。另外，红小豆、黑豆等豆类中也含有抗癌成分。

杂粮是预防便秘的高手

便秘是一种常见疾病，在老年人群中尤为常见。往往因饮食不均衡、运动不足、压力过大、生活不规律等因素造成，合理调整饮食能在一定程度上预防便秘。杂粮中的纤维素可促进肠道蠕动，吸水后软化粪便，从而起到通便作用。另外，杂粮中的低聚糖成分可促进肠道中的有益菌生长，同样有利于改善便秘。便秘的人可在日常饮食中酌加燕麦、薏米等，也可选择全麦制品，甘薯、土豆等根茎类食物通便效果也极佳。

吃杂粮美容养颜

杂粮富含膳食纤维，其在肠道内不易被消化，可吸附食物残渣和毒素，促进排毒；含有的维生素 E 可改善血液循环，加速排毒；含有的铁、镁等矿物质，则可促进体内废物排出。例如，红小豆就是能润肠通便、排出毒素的好食材。此外，杂粮中所含的维生素 A 和维生素 E，可保持皮肤健康、延缓衰老，维生素 B_2 还能预防青春痘。杂粮中的脂肪油、亚麻油酸等可以滋润和细嫩皮肤；所含的氨基酸等则有乌发功效。白芝麻可润肤，黑芝麻、黑豆可乌发，而绿豆能清热解毒、祛痘就是基于此。

主食以天然谷物为主

谷类所含的营养素主要是碳水化合物，是供给人体热量的最主要来源。谷类蛋白质、脂肪含量一般都不高，约为2%。中国人的膳食结构中，约80%的热量和50%的蛋白质是由谷类食物供给的。另外，谷类还是重要的维生素来源，如维生素 B_5、烟酸、维生素 B_1 和维生素 B_2 等。但谷类中钙含量不高，须与豆类、奶制品搭配食用。品种、加工方法、种植地区以及生长条件的不同，导致谷类的营养素含量有很大差别。

添加豆薯类，餐桌更百变

豆类营养价值非常高，氨基酸组成接近人体需要。坚持食用豆类食品，可以降低血脂，增强免疫力。除黄豆以外的其他豆类如红小豆、绿豆、蚕豆、豌豆、扁豆等，碳水化合物含量更高。薯类食物包括甘薯、芋头、土豆等，富含有保健功能的因子，具有抗氧化、调节免疫功能、维护心脑血管功能、健脾护肝、抗癌解毒等作用。各种薯类的营养素和保健功能不同，因此，在日常食用时应做到多样化。

适量吃干果和坚果，健康百分百

干果是指晒干（或烘干）带有果肉的果实，如红枣、枸杞子等。坚果又称壳果，多为植物种子的子叶或胚乳，营养价值很高，被评为现代人的十大营养食品之一。

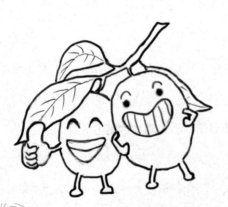

坚果可大概分成两类：一类是树坚果，如杏仁、腰果、榛子、核桃、松子、板栗、白果等；另一类是种子，包括花生、葵花子、南瓜子等。坚果和干果可以说是植物的精华部分，其含蛋白质、油脂、矿物质、维生素较高，对人体生长发育、增强体质、预防疾病等都有益处，堪称养生之宝。

常见五谷杂粮及其营养分析见表2-2。

表2-2　常见五谷杂粮及其营养分析

名称	营养分析
大米	大米主要成分是淀粉，还含脂肪、蛋白质、矿物质和维生素 B_1、维生素 B_2 等
小米	小米淀粉含量高达70%。小米中蛋白质的含量随品种不同而有所差异，其品质优于小麦、大米等。小米中的维生素 B_1、维生素 B_2 的含量也高
糯米	糯米碳水化合物含量高，能迅速为人体提供大量的热量、补充体力。糯米中维生素和蛋白质的含量不高，含钙量较高但不易被人体吸收
黑米	黑米营养价值比一般白米高，锰、锌、铜等无机盐的含量远远高于大米，更含有大米所缺乏的维生素C、叶绿素、花青素、胡萝卜素等成分
玉米	新鲜的玉米中淀粉和脂肪酸的含量较高，吃起来味道很好；脂肪酸组成中必需脂肪酸（亚油酸）占50%以上，能降低血清胆固醇
糙米	糙米保留着部分米糠和胚芽，其中的蛋白质、维生素和纤维素的含量远远高于精制的大米
高粱米	高粱米含有碳水化合物、粗蛋白质、粗纤维、B族维生素和钙、磷、铁等微量元素
薏米	薏米含有蛋白质、脂肪、维生素 B_1 及薏苡仁酯、薏苡仁素等成分。薏米中含有薏米酯、亚油酸等物质，有一定的抗癌、防癌作用
小麦	小麦富含碳水化合物，蛋白质含量高，但缺少赖氨酸。全麦面粉还含有丰富的纤维素、维生素 B_1、维生素 B_2 和维生素 E 等
大麦	大麦碳水化合物含量较高，蛋白质、钙、磷含量中等，含有少量的B族维生素。大麦具有"三高二低"的特点，即高蛋白、高膳食纤维、高维生素、低脂肪、低糖
荞麦	荞麦蛋白质含量高，氨基酸的组分与豆类作物氨基酸的组分相似。油酸和亚油酸含量最多。含有铁、锰、锌等微量元素和膳食纤维
燕麦	燕麦是一种低糖、高蛋白质、高脂肪、高能量食品，而且非常容易消化。燕麦内的维生素 B_1 和维生素 E 的含量很高，其他营养素的含量不高
红小豆	红小豆中一半为淀粉类物质，被称为"饭豆"，有特殊的甜味。红小豆富含膳食纤维、叶酸等

续表

名称	营养分析
绿豆	绿豆淀粉和蛋白质含量较高，脂肪的含量较低，主要是亚油酸、亚麻酸等不饱和脂肪酸，还含有丰富的 B 族维生素和矿物质等营养成分
黄豆	干黄豆的高品质蛋白质含量约为 40%，为五谷杂粮之冠；脂肪含量也是豆中之首。此外，还含有维生素 A、B 族维生素、维生素 D 和维生素 E 及钙、磷、铁等矿物质
黑豆	黑豆具有高蛋白、低热量的特性，蛋白质含量高达 45% 以上，不含胆固醇，其含有的植物固醇不易被人体吸收，但其能抑制人体吸收胆固醇，锌、铜、镁等元素的含量也很高
豌豆	豌豆蛋白质含量多、质量好，豌豆中的钙和磷的含量在豆类中是比较低的，注意同含钙、磷丰富的食物一起吃
蚕豆	蚕豆富含蛋白质，而且氨基酸种类齐全，含有丰富的膳食纤维、叶酸和维生素 A 等，还含有磷脂和胆碱
扁豆	新鲜扁豆含水分较高，热量很低，且含有较多的维生素 A 和维生素 C，干品 60% 为碳水化合物，还含有较多的蛋白质

◇ 选对肉，吃好肉

鱼、禽、瘦肉均属于动物性食物，是人类优质蛋白、脂类、维生素 A、维生素 D、维生素 E、维生素 K、B 族维生素和矿物质的主要来源，更是平衡膳食的重要组成部分。动物性食物中蛋白质不仅含量高，而且氨基酸组成更适合人体需求，尤其是富含赖氨酸和蛋氨酸，与谷类和豆类食物搭配着吃，可明显发挥蛋白质互补作用；但动物性食物，特别是猪肉含有较多饱和脂肪和胆固醇，吃多会增加患心血管疾病的危险性。因此，如何调整餐桌上的肉食结构尤为重要。换句话说，要选对肉、吃好肉才是根本。

鱼类等水产品是首选

鱼类蛋白质含量为 15% ~ 22%，其氨基酸组成较为平衡，与人体需要接近，利用率较高。脂肪含量一般较低，且含有较多的不饱和脂肪酸，有些海产鱼如野生鲑鱼、鲭鱼、沙丁鱼和金枪鱼等，富含二十碳五烯酸（EPA）和二十二碳六烯酸（DHA），对预防血脂异常和心脑血管病等有一定作用。此外，鱼肉含有一定数量的维生素 A、维生素 D、维生素 E，维生素 B_2、烟酸、硒、锌、钙、钠、钾、氯、镁等；海产鱼中碘含量丰富。相对于鱼类，其他水产动物中，河虾含钙最高，牡蛎、扇贝中锌含量最丰富，河蚌和田螺中铁含量最高。在所有的肉类中，鱼肉等水产品因营养价值高是首选，每天以 50～100 克为宜。常见鱼类和海鲜及其营养分析见表 2-3。

表 2-3 常见鱼类和海鲜及其营养分析

名称	营养分析
鲤鱼	鲤鱼性平，味甘，入脾、肾、肺经，有补脾健胃、利水消肿、清热解毒、止咳下气等作用，对水肿、腹胀、尿少、黄疸等皆有疗效。现代研究发现，鲤鱼不但蛋白质含量高，而且质量也佳，人体消化吸收率可达 96%，并能供给人体必需的氨基酸、矿物质、维生素 A 和维生素 D 等。鲤鱼所含的脂肪多为不饱和脂肪酸，能很好地降低胆固醇，并有利于预防冠心病
鲫鱼	鲫鱼性温，味甘，入脾、胃、大肠经，有健脾利湿、和中开胃、活血通脉、温中下气的功效。鲫鱼所含的蛋白质质优、齐全、易于消化吸收，是肝肾疾病，心脑血管疾病患者的良好蛋白质来源，常食可增强抗病能力
墨鱼	墨鱼性平，味咸，入肝、肾经，有养血、通经、催乳、补脾、益肾、滋阴、调经、止带的功效。李时珍称墨鱼为"血分药"，其药性可直入血分，补血效果极佳，对各种血虚证都有良效。墨鱼含蛋白质、脂肪、维生素 A、B 族维生素及钙、磷、铁等人体必需的物质，是一种高蛋白、低脂肪的滋补食品
草鱼	草鱼又叫鲩鱼，其肉性温，味甘，无毒，有暖胃和中、祛风除痹的功效。草鱼含有丰富的不饱和脂肪酸，对血液循环有利，是心血管病患者的良好食物；草鱼含有丰富的硒元素，经常食用有抗衰老、养颜的功效，而且对肿瘤也有一定的预防作用；对于身体瘦弱、食欲不振的人来说，草鱼肉嫩而不腻，可以起到开胃、滋补的作用

续表

名称	营养分析
鲈鱼	鲈鱼性平，味甘，有补肝肾、益脾胃、化痰止咳的功效。鲈鱼富含蛋白质、维生素 A、B 族维生素、钙、镁、锌、硒等营养元素，其中所含的 DHA 被称为"脑黄金"，有利于预防阿尔茨海默病、健忘等病症
鳝鱼	鳝鱼是补虚的佳品。中医认为，鳝鱼肉性平、味甘，有调补虚损、强筋壮骨的功效，对年老体虚、气血虚弱或是大病就病的患者益处多多
牡蛎	牡蛎性平，味甘、咸，入心、肾经，有滋阴补血、清肺补心的功效。适用于阴血不足、烦热失眠、盗汗、心神不安者食用。牡蛎含有丰富的锌，适合缺锌者食用
虾	虾性微温，味甘、咸，有补肾壮阳、健脾和胃的功效。虾营养丰富，且其肉质松软，易消化，对身体虚弱及病后需要调养的人是极好的食物；虾含有丰富的镁，镁对心脏活动具有重要的调节作用，能很好地保护心血管系统，它可减少血液中胆固醇的含量，预防动脉粥样硬化，同时还能扩张冠状动脉，有利于预防高血压及心肌梗死
田螺	田螺肉性寒，味甘，有清热、明目、祛湿、利水、通肠等功效。田螺具有很高的营养价值，据分析，田螺含有人体 8 种必需氨基酸，碳水化合物、无机盐、维生素 B_2 及多种维生素等营养成分。比起蛋类，除脂肪外，其蛋白质、糖、钙、磷、铁和维生素类含量均高。特别适宜排尿不畅、痔疮、黄疸、湿疹、胃痛、疮疡等疾病的食疗
海蜇	海蜇性平，味咸，有清热解毒、止咳化痰、祛风除湿、清积润肠等功效。海蜇营养丰富，具有很高的滋补与药用食疗作用。海蜇含蛋白质、脂肪、碳水化合物、钙、碘、磷、铁、烟酸等多种营养成分，可用于气管炎、痰咳、哮喘、大便燥结、高血压、风湿关节痛等病症食疗
海带	海带性寒，味咸，有消痰软坚、下气平喘止咳的功效。海带中含有 60% 的岩藻多糖，糖尿病患者食用后，能延缓胃排空和食物通过小肠的时间，即使在胰岛素分泌量减少的情况下，血糖含量也不会上升，从而利于控制血糖。肥胖者食用海带，既可减少饥饿感，又能从中吸取多种氨基酸和无机盐，是理想的饱腹剂。海带中所含的昆布氨酸，是一种特殊氨基酸，它具有降低血压的功效，可预防高血压和脑出血

名称	营养分析
紫菜	紫菜被称为"海洋蔬菜"，其性寒，味甘、咸，有化痰软坚、清热利水、补肾养心的功效。紫菜中所含的紫菜多糖，具有增强免疫力、降低血脂、减少血栓的作用，特别适宜体质虚弱者以及心脑血管疾病患者食用
鱿鱼	鱿鱼性凉，味甘、咸，有滋阴养胃、补虚润肤的功效。鱿鱼含有丰富的钙、磷、铁、蛋白质及人体所需的多种氨基酸，具有很高的营养价值

猪肉、牛肉和羊肉哪个好

猪肉、牛肉、羊肉等，颜色较深，呈暗红色，被称为"红肉"。总体来说，红肉富含蛋白质、脂类、维生素 A、B 族维生素及铁、锌等矿物质；每天吃上 50～75 克不失为一种好的选择。红肉因其种类、年龄、肥瘦程度及部位不同，营养成分差别很大。牛肉蛋白质含量一般为 20%，高于猪肉（13.2%）。猪肉脂肪含量最高，羊肉次之，牛肉最低。有研究表明，脂肪摄入过多可能增加患心血管疾病的危险性。因此，在红肉的选择中，牛羊肉要好于猪肉。另外，牛、羊的内脏含有较高水平的胆固醇，并以脑最高，一般是瘦肉的 2～3 倍，故不宜多吃；红肉中铁的含量较高，特别是在与含维生素 C 较高的水果同食时，能有效促进铁的吸收，预防缺铁性贫血。

常见肉类及其营养分析见表 2-4。

表 2-4　常见肉类及其营养分析

名称	营养分析
鸡肉	鸡肉性温，味甘，有温中益气、补精生髓的功效，是老年人、心血管疾病患者的良好高蛋白质食品，尤其以体质虚弱、病后或产后更为适宜。鸡肉能补五脏，调养脾胃虚弱，有利于疾病的康复，尤以乌骨鸡为佳。乌鸡中的黑色素有清除自由基、抗氧化的作用，可以预防衰老。乌鸡所含胆固醇低，是心脑血管疾病患者理想的滋补佳品。另外，乌鸡几乎能调养所有老年妇科的虚证，同时还能用于老年男性性功能方面的食疗
鸽肉	鸽肉性平，味咸，有滋肾益气、祛风解毒的作用。用于补益时以白鸽肉为最佳。对老年人因肾精不足所致的体弱、消渴尤为有益

续表

名称	营养分析
鹅肉	鹅肉性平，味甘，具有益气补虚、和胃止渴的功效。一般补益以白鹅为佳。特别适宜中气不足、消瘦乏力、食欲不振的人食用。鹅肉蛋白质的含量很高，富含人体多种必需氨基酸、维生素、微量元素，并且脂肪含量很低
鸭肉	鸭肉性微寒，味甘，入脾、胃、肺、肾经，有滋阴养胃、增津养血、利水消肿的功效。鸭肉的营养价值极高，其含有丰富的钾、铁、铜、锌等微量元素和较多的 B 族维生素和维生素 E，蛋白质含量为 16%～25%，比畜肉类含量高得多。鸭肉所含的脂肪酸主要是不饱和脂肪酸和低碳饱和脂肪酸，易于消化。此外，鸭肉中的脂肪不同于其他动物油，其各种脂肪酸的比例接近理想值，化学成分和橄榄油很像，有降低胆固醇的作用，对患动脉粥样硬化的人群尤为适宜
鹌鹑肉	鹌鹑肉是补益佳品，有"动物人参"的美称。其性平，味甘，有补益五脏、清利湿热的功效。但是鹌鹑肉胆固醇含量较高，不适宜血脂高的人食用
牛肉	牛肉性平，味甘，有补中益气、滋养脾胃、强健筋骨、化痰息风、止渴止涎的功效。牛肉含有丰富的蛋白质，氨基酸组成比猪肉更接近人体需要，能提高机体抗病能力，对生长发育及手术后、病后调养的人在补充失血和修复组织等方面特别适宜
猪肉	猪肉性平，味甘、咸，入脾、胃、肾经，有补肾养血、滋阴润燥的功效。猪肉含有丰富的蛋白质及脂肪、碳水化合物、钙、磷、铁等成分。病后体弱、产后血虚、面黄羸瘦者可用之作为营养滋补之品
羊肉	羊肉性热，味甘、苦，无毒，入脾、胃、心、肾经。羊肉含蛋白质、脂肪、磷、铁、钙、锌、硒、糖、维生素（维生素 A_1、维生素 B_1、维生素 B_2）等营养素，具有很高的食疗价值，是助元阳、补精血、疗肺虚、益劳损的佳品，为优良的温补强化剂，对肺结核、气管炎、哮喘及贫血、产后气血两虚、体虚畏寒、腹部冷痛、营养不良、阳痿、腰膝酸软、寒冷及虚寒证等都有很好的食疗作用

◇ **禽蛋大比拼**

蛋类是动物性食物的一种，与鱼、禽、瘦肉属于膳食宝塔的同一层。除了含有动物性食物所具备的"丰富的优质蛋白、脂类、脂溶性维生素、B族维生素和矿物质等"优点外，其蛋白质氨基酸组成与人体最为接近，优于其他动物性蛋白，是一类营养价值很高的食物。蛋类的种类比较多，有鸡蛋、鸭蛋、鹅蛋、鹌鹑蛋以及加工而成的咸蛋、松花蛋等，是餐桌上必不可少的一类食物。

总的来说，禽蛋的营养都差不多。各种蛋类的蛋白质含量相近，鸡蛋最高（约12%），鹅蛋略低；蛋黄中维生素含量丰富，且种类较为齐全，包括所有的B族维生素、维生素A、维生素D、维生素E、维生素K和微量维生素C，鸭蛋和鹅蛋的维生素含量略高于鸡蛋；禽蛋的胆固醇集中在蛋黄，并以鹅蛋黄含量最高，其次是鸭蛋黄，然后是鸡蛋黄，鹌鹑蛋最低。从所含的矿物质来比较，鸭蛋含有较多钙、磷、钾、铁，而鹅蛋和鹌鹑蛋中的铁和硒含量更为丰富。

从养生角度来看，鸡蛋与鹌鹑蛋相似，性平和，益气补血，特别是鹌鹑蛋尤其适合虚弱者及老人、儿童滋补；鸭蛋性偏凉，能清热滋阴，但有些腥味，用来做咸鸭蛋味道更好，每天吃大半个为宜；鹅蛋甘温，补中益气，但质地粗糙，草腥味较重，又因胆固醇含量较高，最好2～3个人分吃1个鹅蛋。

裂纹蛋、黏壳蛋、发霉蛋、臭蛋、散黄蛋不宜食用。我们平时吃禽蛋，一定要吃新鲜的，不仅是口感上好，更重要的是营养又健康。在加工、运输、储存及包装过程中，由于震动、挤压等原因，会造成禽蛋出现裂缝或裂纹，这种蛋我们通常将其称为裂纹蛋，是不宜食用的。这是因为出现的裂缝或裂纹会将细菌"放进来"，吃了极易引起腹泻。还有一类蛋叫黏壳蛋，它是因为储存时间过长，蛋黄紧贴于蛋壳，在出现深黑色且有异味时一定不要再食。此外，蛋壳上有霉点的发霉蛋、臭蛋和散黄蛋，从健康角度来看，都不宜食用。

◇ 蔬菜宝库，挑选有道

蔬菜含水分多，富含植物化学物质、微量营养素、膳食纤维和多种天然抗氧化物；薯类含有丰富的淀粉、膳食纤维、多种维生素和矿物质。二者同属于膳食宝塔的第二层，是我们一日三餐重要的食物。常吃蔬菜、薯类有助于我们保持身体健康、保持肠道正常功能、提高免疫力，远离肥胖、糖尿病、高血压等疾病。

选蔬菜要点：新鲜和应季

选择蔬菜时，首先选择新鲜蔬菜和应季蔬菜，以保证营养素。其次要看颜色选蔬菜。即在购买蔬菜时，要以深色蔬菜（前面已经介绍过）为主，使其占到蔬菜总量的一半。再次，在条件允许的情况下，要多种蔬菜同时食用，并要多选择口蘑、香菇、木耳、紫菜等菌藻类和甘蓝、菜花、圆白菜等十字花科的蔬菜。在选择甘薯、土豆、莲藕、菱角等含淀粉较多的蔬菜时，应适当减少主食，避免出现能量过剩。

每餐都要有深色蔬菜

深色蔬菜是指深绿色、红色、橘红色、紫红色的蔬菜。它们富含胡萝卜素，尤其是 β - 胡萝卜素，是维生素 A 的良好来源。每餐中，要多吃这类蔬菜，其摄入量最好占蔬菜总摄入量的一半。

常见的深绿色蔬菜：菠菜、油菜、芹菜叶、莴笋叶、芥菜、茼蒿、韭菜、西蓝花、小葱、萝卜缨等。

常见的红色或橘红色蔬菜：西红柿、胡萝卜、南瓜、红辣椒等。

常见的紫红色蔬菜：紫甘蓝、蕺菜等。

很多蔬菜是肠道清道夫

膳食纤维遇到水会膨胀或者变成透明胶状物质，在肠道内容易被肠道细菌发酵和利用，增大了肠道废弃物——粪便的体积，增加了肠道的蠕动，有利于粪便顺利排出体外。废弃物能顺利排出，就不会产生便秘，也减少了便秘引起的各种疾病，肠道健康得以保障，因此膳食纤维被冠以"肠道清道夫"的美名。缺少了这个"肠道清道夫"，胆酸的分泌就会减少，降低胆固醇、稳定血糖的作用也就很难完成，因此膳食纤维还能降低血脂、餐后血糖和（或）胰岛素水平。实际上，植物性食物中膳食纤维含量最丰富，蔬菜通常含 3%，水果含 2% 左右。膳食纤维含量会因为加工方法、食入部位和品种不同有差异。如同种蔬菜的表皮中膳食纤维含量高于中心部位，食用时若将其去掉，膳食纤维就会有损失；而胡萝卜、芹菜、菠菜、韭菜中的膳食纤维含量则高于西红柿、茄子等。

烹调蔬菜有门道

毫无疑问，采用不同的烹调方法对蔬菜的营养价值是有很大影响的。

一般来说，烹调蔬菜应遵循四原则。①先洗后切：即流水冲洗、先洗后切，不要将蔬菜在水中浸泡太久，避免蔬菜中的水溶性维生素和矿物质流失过多。②急火快炒：特别是富含胡萝卜素的绿叶蔬菜如油菜、西蓝花等一定要用油急火快炒，以减少维生素损失，同时促进胡萝卜素的吸收。③开汤下菜：维生素C含量高、适合生吃蔬菜，如黄瓜、西红柿、生菜等应尽可能凉拌生吃，或在沸水中焯1～2分钟后再拌，也可用带油的热汤烫菜。④炒好即食：避免反复加热，减少营养素丢失，同时避免因细菌的硝酸盐还原作用增加致癌物亚硝酸的含量。常见蔬菜及其营养分析见表2-5。

表 2-5　常见蔬菜及其营养分析

名称	营养分析
白菜	白菜含水量丰富，高达95%，含多种维生素如胡萝卜素、硫胺素、维生素B_2、烟酸和维生素C，还含丰富的矿物质钙、锌、硒等
胡萝卜	胡萝卜含有丰富的β-胡萝卜素、维生素A、维生素D、维生素E、维生素K、B族维生素、维生素C、钙、磷及膳食纤维等
番茄	番茄含有的番茄红素，属于类胡萝卜素类，具有强大的抗氧化和预防癌症的作用。富含胡萝卜素、维生素C、B族维生素和钙、磷、钾、镁、铁、锌、铜和碘等多种矿物质，具有抗氧化、抗衰老及美容抗皱等功效
莲藕	莲藕性寒，味甘，入心、脾、胃经，有清热生津、凉血散瘀、补脾开胃、止泻的功效。莲藕营养丰富，含有淀粉、蛋白质、天冬素、粗纤维、胡萝卜素、鞣酸、天冬酰胺、维生素C等营养成分，特别适合脾胃虚弱、痔疮出血、食欲不振的人食用
苦苣菜（苦菜）	苦苣菜性寒，味苦，有清热燥湿、消肿排脓、化瘀解毒、凉血止血的功效。特别适合急慢性胃肠炎、阑尾炎、皮肤红肿、鼻出血的人食用

续表

名称	营养分析
芹菜	芹菜含有维生素 A、维生素 B_1、维生素 B_2、维生素 C 和维生素 P 等多种维生素及钙、铁、磷等矿物质；富含蛋白质、甘露醇和纤维素等成分，经常吃芹菜可刺激胃肠蠕动，利于排便
西蓝花	西蓝花富含胡萝卜素、维生素 C 及钙、磷、铁、钾、锌、锰等多种矿物质，含有较多的类黄酮，有利于预防高血压和心脏病；西蓝花属于高纤维蔬菜，具有降低血糖、控制糖尿病、预防便秘和促进肠道健康等功效
洋葱	洋葱中含有的前列腺素 A，能降低外周血管阻力，降低血黏度；含有的大蒜素，有杀菌、抗感冒的作用；含有的硒和槲皮素，对预防癌症有较大作用。此外，洋葱还富含维生素 C、尼克酸等，能清除体内氧自由基，抗衰老
韭菜	韭菜含有丰富的胡萝卜素、B 族维生素、维生素 C，钙、磷、铁等，有较高的营养价值。特别是韭菜中的纤维素含量高于芹菜和大葱，能有效促进肠蠕动，预防习惯性便秘和肠癌
圆白菜	圆白菜富含维生素 C、维生素 E、β - 胡萝卜素等，总的维生素含量比番茄多出 3 倍；叶酸含量丰富
黄瓜	黄瓜含有维生素 B_1、维生素 C、维生素 E 等。含有的丙醇二酸，可抑制糖类物质转变为脂肪，有减肥强体的功效；含有的葡萄糖苷、果糖等一般不参与糖代谢，可以降低血糖，适合糖尿病患者食用
豌豆苗	豌豆苗性平，味甘，有健脾益气、利小便、解疮毒、助消化、调营卫等功效。现代营养学发现，豌豆苗含有钙、钾、B 族维生素、维生素 C、胡萝卜素、维生素 P 等多种人体所需营养素，且营养素均衡，含量都非常高。对脾胃虚弱、小便不利、疮疡肿毒、水肿、高血压、慢性肾炎、慢性肠炎、糖尿病、高脂血症等多种病症均有食疗作用
丝瓜	丝瓜性凉，味甘，入肝、胃经，有清热化痰、凉血解毒、杀虫、通经络、行血止血、利尿下乳、止痛等功效。其营养丰富，含有蛋白质、胡萝卜素、维生素 B_{12}、维生素 C、维生素 E、钾、钠、钙、镁、铁、锰、锌、硒等多种营养素，还含有烟酸、瓜氨酸、木聚糖、皂苷、丝瓜苦味质等物质，药用价值较高，适于痰喘、咳嗽、乳汁不通、身热烦渴、便血尿血、崩漏带下、胸肋痛、筋骨酸痛等症的食疗

续表

名称	营养分析
扁豆	扁豆性平，味甘，归脾、胃经，有健脾、和中、益气、化湿、消暑的功效。其含有蛋白质、脂肪、糖类、磷、钙、铁、锌、维生素 B_1、维生素 B_2、烟酸、泛酸、豆甾醇、磷脂、氰苷、血球凝结素等成分。扁豆可用于脾虚有湿、体倦乏力、少食便溏、水肿、妇女带下、暑湿感冒、呕吐腹泻等病症的食疗
茄子	茄子含有维生素A、B族维生素、维生素C、维生素P等多种维生素；钙、磷、铁等矿物质含量也较为丰富
青椒	青椒含有的辣椒素，能够促进脂肪的新陈代谢，防止体内脂肪堆积，可降脂减肥；还是一种抗氧化物质，对预防癌症有一定功效
大葱	大葱富含维生素C，含有的葱素，能刺激唾液和胃液分泌，增进食欲；含有果胶和硒等，对预防结肠癌和胃癌有一定的功效
黑木耳	黑木耳含有蛋白质、脂肪、多糖，磷脂、固醇等营养素，胡萝卜素、B族维生素、烟酸等多种维生素，钙、磷、铁等矿物质，营养丰富，被誉为"菌中之冠"
冬瓜	冬瓜性微寒，味甘淡，有清热解毒、利水消痰、除烦止渴、祛湿解暑的功效。冬瓜含蛋白质、糖类、胡萝卜素、粗纤维、钙、磷、铁、钾、钠和多种维生素，且是高钾低钠的食物，特别适合心胸烦热、小便不利、肺痈咳喘、肝硬化腹水、高血压、水肿等患者食用
菠菜	菠菜性凉，味甘，有养血、止血、敛阴、润燥等功效。菠菜含有丰富的胡萝卜素，而胡萝卜素是维生素A的前体，在人体内酶的催化作用下，能根据人体需要转化成维生素A。维生素A可以帮助人体维持正常视力和上皮细胞的健康、预防夜盲症。菠菜特别适合视力不好以及老年黄斑变性、青光眼、白内障、夜盲症患者食用
苦瓜	苦瓜别名凉瓜，性寒，味苦，归心、肺、脾、胃经，有利尿消暑、清热解毒、清肝明目的功效；适合糖尿病、高血压患者食用。苦瓜所含的蛋白质还能提升免疫力，预防感冒和防止衰老

续表

名称	营养分析
蘑菇	蘑菇富含多种维生素，特别是胡萝卜素，在人体内转变成维生素 A，能维护正常视力和上皮细胞的健康，预防夜盲症等；含有的维生素 D，有利于骨骼健康；含有的维生素 E 有抗氧化、抗衰老的功效等。还含有丰富的钙、铁等矿物质
土豆	土豆中淀粉是主要成分，能提供大量热量。维生素 C 含量高且耐加热，不像蔬菜和水果中的维生素 C 一旦加热便大量损失。土豆还富含钙和钾等营养素
南瓜	南瓜性温，味甘，有消炎、止痛、解毒、养心、补肺、补血等功效。南瓜含有淀粉、蛋白质、胡萝卜素、B 族维生素、维生素 C 和钙、磷等成分，且是高钙、高钾、低钠食物，特别适合中老年人和高血压患者食用
荸荠	荸荠自古有"地下雪梨"的美称，还被誉为"江南人参"。其性寒，味甘，有清热泻火、生津止渴、化痰明目、利尿通便、凉血解毒等功效。荸荠以汁多味甜者为佳，其营养丰富，含有蛋白质、糖类、脂肪、胡萝卜素、烟酸、维生素 C、铁、钙、磷等营养素。特别适用于咽喉肿痛、口腔溃疡、黄疸、尿路感染、高血压、肺热咳嗽等病症的食疗
山药	山药的主要成分是淀粉，产热量只有甘薯的一半，而且不含脂肪，含有淀粉酶等多种消化酶，能促进消化

◇ 水果怎么吃

水果与蔬菜、薯类同属于膳食宝塔的第二层。具有"二多一低"的特点：二多是指营养素多，即维生素、矿物质、膳食纤维和植物化学物质多，水分多；一低是指能量低。

不同种类的水果营养有差异，红色和黄色水果如山楂、柑橘、芒果、木瓜、沙棘、杏中胡萝卜素含量较高；枣类如鲜枣、酸枣，柑橘类如柑、橘、橙、柚和浆果类如猕猴桃、沙棘、黑加仑、草莓、刺梨等维生素 C 含量较高；香蕉、黑加仑、枣、龙眼等钾的含量较高。因此，水果怎么吃是很有讲究的。

蔬菜不能代替水果

一般来说，大多数蔬菜，特别是深色蔬菜的维生素、矿物质、膳食纤维和植物化学物质的含量高于水果；而水果中的碳水化合物、有机酸和芳香物质则比新鲜蔬菜多，并且水果食用前不用加热，其营养成分不受烹调影响；故二者在营养成分上虽相似但不同，不能相互替代。所以我们推荐每餐有蔬菜，每日吃水果。

少吃加工后的水果制品

人们为长时间保存水果，将其加工成果汁、水果罐头、蜜饯果脯等制品。然而水果在加工过程中会不同程度地损失维生素、膳食纤维等营养成分，营养价值大大打折；新鲜水果通常富含维生素 C、胡萝卜素、B 族维生素、钾、镁、钙和膳食纤维，这些水果制品是无法比拟的。因此，尽量选择吃新鲜水果，除非在携带不方便或水果大量不足的情况下，才用水果制品进行补充。

常见水果及其营养分析见表 2-6。

表 2-6　常见水果及其营养分析

名称	营养分析
苹果	苹果含有的维生素 C，可以抗氧化、抗衰老、美肌祛斑等；含有的纤维素，有利于肠道健康、预防便秘
梨	梨富含糖、蛋白质、脂肪及多种维生素
猕猴桃	猕猴桃含糖量低，富含维生素 A、B 族维生素、胡萝卜素、维生素 C、维生素 E，钙、钾、镁、磷、铁等多种矿物质和纤维素
草莓	草莓含有果糖、蔗糖、葡萄糖、柠檬酸、苹果酸、果胶、维生素 A、B 族维生素、维生素 C 及钙、镁、磷、钾、铁等多种矿物质，膳食纤维能促进胃肠蠕动
柑橘	新鲜柑橘含有丰富的维生素 A、B 族维生素、维生素 C 以及钾、钙、磷、铁等矿物质，还含有丰富的类黄酮、萜类化合物、多酚等
香蕉	香蕉含有丰富的钾、镁等矿物质；含有的泛酸是人体的"开心激素"，有助于减轻心理压力，解除抑郁
西瓜	西瓜瓜瓤部分 94% 是水分，吃入腹中，瓜瓤中大量的水分和少量的无机盐可迅速通过代谢形成尿液，连同体内的毒素一起排出体外，起到清热解毒、利尿和减轻水肿的作用

名称	营养分析
桑葚	桑葚性微寒，味甘酸，入心、肝、肾经，有补血滋阴、生津止渴、润肠祛燥、乌发明目等功效，为滋补强壮、养心益智佳果，被认为是养眼、乌发、延缓衰老的长生果
荔枝	荔枝性温，味甘、酸，有补脾益肝、理气补血、温中止痛、补心安神的功效，适合体质偏寒者食用。荔枝含丰富的维生素C和蛋白质，有助于增强人体免疫功能、提高抗病能力
菠萝	菠萝性微寒，味甘、酸，有清热解暑、生津止渴、利小便的功效。菠萝含有一种叫"菠萝朊酶"的物质，能分解蛋白质，溶解阻塞于组织中的纤维蛋白和血凝块，改善局部的血液循环，消除炎症和水肿。特别适合身热烦躁、肾炎、高血压、支气管炎、消化不良、脑血栓患者食用
木瓜	木瓜性温，味酸，酸能走筋，可舒筋活络、益筋走血、缓挛急。现代研究发现，木瓜中含有黄酮类、维生素C、枸橼酸、酒石酸等，有缓解四肢肌肉痉挛、美肤养颜的作用，特别适合女性用来美容，腿抽筋的老人也可经常食用
樱桃	樱桃性微温，味甘、酸，入脾、肝经，有滋养肝肾、涩精止泻、补中益气、祛风胜湿的功效。樱桃含糖、枸橼酸、酒石酸、胡萝卜素、维生素C、铁、钙、磷等多种成分。其中，含铁量位于各种水果之首，常食可补充人体对铁的需求，促进血红蛋白再生，既可预防缺铁性贫血，又可增强体质、健脑益智
枇杷	枇杷性寒、味甘、苦、酸，《本草纲目》记载，可"止渴下气，利肺气，止吐逆，主上焦热，润五脏"。枇杷中含有丰富的纤维素、果胶、胡萝卜素、苹果酸、柠檬酸、白藜芦醇、钾、磷、铁、钙、维生素A、B族维生素、维生素C，以及人体8种必需氨基酸，其中胡萝卜素的含量在水果中高居第3位，对保护视力、保持皮肤健康润泽，有着十分重要的作用
榴莲	榴莲中含有丰富的维生素A、B族维生素和维生素C；富含钾、钙、锌、铁和镁等矿物质
葡萄	葡萄含有B族维生素、维生素C、叶酸和钙、钾、磷、铁等多种矿物质，还含有花青素、单宁酸、柠檬酸等

续表

名称	营养分析
金橘	金橘性温，味甘，能理气解郁，可以缓解生气所致的胸胁胀闷、喜叹息等症状。金橘含有丰富的维生素P，是维护血管健康的重要营养素，能增加微血管弹性，特别适宜动脉硬化、高血压、高脂血症患者食用
柚子	柚子性寒，味甘、酸、无毒，有健脾、止咳、解酒的功效。柚子是柑橘类水果中最为寒凉的，日常容易上火的人，以及热性体质者可以经常食用柚子来祛火。柚子富含枳实素、新橙皮、胡萝卜素、B族维生素、维生素C及多种挥发油

◇ 改善体质，记得喝牛奶

牛奶营养较为全面，其含有丰富的优质蛋白、维生素A、维生素B_2和钙、磷、钾等，营养成分齐全，组成比例适宜，容易消化吸收，对儿童成长、中老年人减少骨质丢失等大有裨益，是餐桌上当之无愧的"白雪公主"。

喝牛奶"三宜五不宜"

喝牛奶"三宜"：①牛奶宜天天喝，以每天喝300克牛奶（约1袋量）为适。②有超重倾向、肥胖、高脂血症、心血管疾病和脂性腹泻患者等宜选择低脂、脱脂牛奶。③有乳糖不耐症的人宜选择低乳糖奶或酸奶、奶酪等奶制品。

喝牛奶"五不宜"：①刚挤出来的牛奶不能直接喝。这是因为刚挤出的牛奶未经消毒，含有很多细菌，不宜直接喝，可将新鲜牛奶煮沸消毒。②牛奶不宜久煮。这是因为牛奶煮时间长了会破坏营养成分，如出现变色、脂香降低、蛋白质变性和维生素损失等，奶中含有的防婴儿腹泻作用的轮状病毒抗体也会遭到破坏。③煮牛奶不宜加糖。糖和牛奶中的钙结合会使钙大量丢失，同时牛奶中赖氨酸和果糖在高温下会形成一种对人体有害的物质（果糖赖氨酸）。④牛奶不宜空腹喝。这是因为身体处于饥饿状态时喝牛奶会将蛋白质作为热量而消耗；同时空腹时，牛奶在胃中停留时间短，会很快排泄，也不利于消化吸收。⑤牛奶不宜和含有大量草酸和鞣酸（如浓茶、柚子、柠檬、杨梅、石榴、茭白、菠菜等）的食物同时食用，因为这些食物会使牛奶中蛋白质变性，不易消化吸收。

奶制品的选择

原始奶根据不同的需要进行加工，可加工成奶粉、酸奶、炼乳、奶酪等奶制品。人们可根据不同的需要，选择适合自己的奶制品。

奶粉是将液态奶经消毒、浓缩、干燥处理而成，其中维生素 A 略有损失，蛋白消化功能略有改善，其他成分不变。奶粉可分为全脂奶粉、脱脂奶粉、调制奶粉和配方奶粉等。其中脱脂奶粉适合腹泻的婴儿及要求低脂膳食的患者食用。

酸奶是将消毒的鲜奶接种乳酸杆菌，再进行发酵而成。其中的乳糖分解形成乳酸，其他营养成分基本没有变化，容易被人体消化吸收，适合乳糖不耐受者、消化不良的患者、老年人和儿童等食用。但是，酸奶属于冷饮类，而儿童肠胃功能较弱，可以将温热的牛奶（约 40℃）加入酸奶中拌匀后再吃，既可保证儿童的肠胃健康，又能保护酸奶中的营养物质不被破坏。

奶酪是一种营养价值较高的发酵奶制品，乳糖含量降低，利于消化吸收。奶酪含钙丰富，所有人群均可食用，但肠胃不好的人不宜多吃。

◇ 调味品怎么用

油、盐、酱、醋等都属于调味品，它们位于膳食宝塔的最后一层。怎么食用，量用多少是有严格限制的。这是因为调味品放多了，极易引起肥胖、高血压、动脉粥样硬化等疾病。因此，我们的每日三餐要养成清淡少盐的习惯，也尽量少用或不用油炸、烟熏和腌制等食物。《中国居民膳食指南》建议："每人每天烹调油量不超过 25 克；食盐摄入量不超过 6 克，包括酱油、酱菜、酱中的食盐量。"

烹调时油必不可少，应知道少油才健康，每天吃油不宜超过 25 克。此外，还可以通过蒸、煮、炖、拌等方式代替油炸，这样也可以减少食用油的使用量，对防治慢性病大有裨益。我们常吃的食用油有以下几种。

大豆油：富含两种必需脂肪酸 - 亚油酸和 α - 亚麻酸，这两种必需脂肪酸具有降低血脂、降低胆固醇及促进孕期胎儿大脑的生长发育的作用；此外，含有的豆类磷脂有益于神经、血管和大脑发育。大豆油还含有丰富的维生素 E。其热稳定性差，不适合用来高温煎炸。

花生油：其脂肪酸组成比较合理，对人体有益的不饱和脂肪酸占 78%，可降低总胆固醇和"坏"胆固醇水平，预防动脉硬化及心脑血管疾病；含有丰富的维生素 E、胆碱、磷脂等，这些物质对人体大有裨益。花生油热稳定性比大豆油好，适合炒菜，但不适合煎炸食物。此外，为避免花生受黄曲霉污染，一定要选质量合格的花生油。

玉米油：其中的不饱和脂肪酸高于花生油和大豆油，能有效预防高血压和动脉粥样硬化。此外，玉米油还含有丰富的维生素 E 和一定量的抗氧化物质。玉米油容易消化和吸收，降低胆固醇的效果比大豆油和花生油都好；可用于炒菜，也适合凉拌菜。

橄榄油：最大的优点就是单不饱和脂肪酸含量达 70% 以上，能升高"好"胆固醇，降低"坏"胆固醇。长期食用能预防心脑血管疾病、减少胆结石发生。橄榄油的耐热性好，既可炒菜，也可以用来凉拌；缺点是维生素 E 含量不如大豆油和花生油高。

调和油：是将两种或两种以上成品植物油调配制成符合人体使用需要的油脂。一般选用精炼花生油、大豆油等为主，还可配成有精炼过的玉米胚油、小麦胚油等特种油。调和油合理配比了脂肪酸的种类和含量，取长补短，具有良好的风味和稳定性，适合于炒菜。

◇ 盐：控制摄入量是关键

饭菜太"咸"有危险

有研究证明，钠摄入过多是高血压的危险因素。菜里的食盐、酱油、味精，餐桌上的大酱、咸菜、腐乳等都能供"钠"产"咸"。身体所需的一部分钠得到满足后，余下的钠就是用来升高血压了。因此，我们要控制食盐的摄入量，每人每天不超过 6 克；同时，还可以通过少吃咸菜、腐乳、酱菜，少用味精、酱油等调味品来减少钠的摄入。

钠盐、钾盐有区别吗

现在，市面上销售的盐以钠盐为主，另外，还有一种钾盐也在悄悄兴起。实际上，钾盐也是盐的一种，甚至可以部分替代钠盐。这是因为，钾对血压的影响与钠相反，钠主要是升高血压，而钾是通过扩张血管和增加尿钠排出来降低血压。因此高血压的防治饮食原则是低钠高钾膳食。但要注意的是，肾脏功能和心功能不良者，不要随意使用钾盐，应在医生建议下科学使用。

传统汤粥，滋养全家人

汤和粥是既传统又有现代特色的饮食，它们富含汤水，可以加入各种食材，花样百变，并且除了补充能量之外，还能通过食材组合或者加入一些药材，实现保健养生的效果。

◇ 饭前一口汤，不用进药房

俗话说"民以食为天，食以汤为先"。在中国的饮食文化中，汤的历史是最悠久的。汤是各种饮食形式中变化最多样、营养最丰富、最容易被消化吸收的品种之一。除了作为饮食的一部分，发掘食材的养生功效或在汤中加入中药材，使其变成药膳，用于养生祛病也是非常必要的。

◇ 喝汤的好处

补水补盐

汤中含有足够的水分和盐分，并且汤中溶解了食材中的营养成分，它口味鲜美，能改善食欲，喝下去后也容易被消化吸收。喝汤既能补水补盐，还能补充营养，是青少年、老年人的日常滋补佳品。

降脂减肥

民谚说"饭前喝汤，苗条健康"，这一点在爱喝汤的广东人身上表现明显。饭前喝一碗汤，能刺激大脑的饱食中枢，降低其兴奋性，进而使进食量减少、进食的速度减慢，可以预防饮食不节制引起的超重、肥胖，长期坚持，能保持优美的体形。

养生保健

汤是一种很灵活的饮食形式，可以根据个人的需要，加入适宜的食材和药材，实现一定的养生保健效果。例如，女性可以在汤中加入红枣、枸杞子、百合、当归等，使汤品具有润肤养颜、靓肤祛斑等美容功效；脾胃功能不好的人可以在汤里增加山药、芡实、薏米等食材，使其具有滋养脾胃的效果。只要多花心思，汤的保健功效就像一个宝库，可以不断被挖掘。

◇ 一碗热粥，滋润身心

粥是东方餐桌上的主食之一。粥有两种类型，一种是各种谷物杂粮煮成的，另一种是用中药和米煮成的，这两种粥都是营养粥，后者因为加入中药，所以又叫药粥。

传说在远古时代，黄帝"烹谷为粥"，经历了几千年的传承和发展，粥的作用已经不仅仅是填饱肚子那么简单了。古代帝王会将粥赐给大臣和文人，以显示自己识才重才；民间有将粥赠送给亲友的习俗；而将粥用于食疗，进行养生保健，更是粥的一项重要功能。

◇ 喝粥的好处

宋代诗人陆游十分重视用粥来养生，他自己也活到了 85 岁的高寿。陆游有诗赞粥说："世人个个学长年，不悟长年在眼前。我得宛丘平易法，只将食粥致神仙。"粥的做法简单，变化多样，对养生保健也大有益处。

除饥补水

粥有很好的升血糖效果，饥饿的时候喝一碗粥，很快就能消除饥饿感、补充体能。粥含水分多，可以补充体液，有生津润燥的作用。现在，很多人饮食过于精细又缺乏运动，容易出现便秘，多喝粥能为身体补充足够的水分，有效预防和改善便秘。

容易消化

大米熬煮温度超过 60℃就会发生糊化，营养成分充分溶解在粥中，且粥的质地绵软，有利于肠胃吸收，很适合肠胃不适的人食用。粥还能养护肠胃，有利于胃肠中食物的消化和吸收，可以消宿食。

御寒防感冒

秋冬季节天气寒冷的时候，出门前如果喝上一碗热粥，可以帮助产热、增加身体御寒能力，能预防受寒感冒。温热的粥还能滋润喉咙，有效缓解咽部不适感。

◇ 做出好汤粥的要点

按照《黄帝内经》中的饮食养生原则，在做汤和粥时应该本着食材应季、新鲜的原则，按照春夏养阳、秋冬养阴的原则来搭配食材，应该注意以下几方面内容。

食材要新鲜

新鲜的食材是做出味道鲜美的好汤和好粥的关键。其中，蔬菜和水果类要挑选鲜嫩、没有发蔫发干的。禽肉尽量选择当天购买的，鱼肉推荐现杀现煮汤，这样做能保持肉类的新鲜口感，没有异味、血污少，营养保存也更好。

加水要适量

水是汤和粥的主要成分，在熬煮的过程中，食材的营养成分和美好滋味都会溶解到汤和粥里。

一般来说，煲汤时水要一次加足，不要中途再加水，以免汤汁的温度骤然下降，破坏食材和水共热的均衡状态，并使食材外部的蛋白质发生凝固，减弱汤的鲜味。汤中食材和水的比例为 1 ∶（2 ～ 3），这个比例煲出来的汤味道最好。煲汤时，可以按煲出一碗汤加 1.5 ～ 2 碗水的方法来操作。

煮粥时，水和米的比例为 1 份米加 8 ～ 12 份水，具体的根据粥的浓稠度来定。注意，水要一次加到位，中途不可另加水。

少加调料更健康

很多人做汤喜欢加多种调料，如酱油、番茄酱、味精、鸡精、虾油、五香粉等，这样煲出的汤口感上层次多，口味也较重。煲汤少放调料，保持新鲜食材的原滋原味，更符合饮食健康的原则。

火候和时间要看材料

我们常喝的汤有滚汤、煲汤、炖汤等几种。滚汤只要把食物滚熟即可，时间一般很短，适合新鲜的蔬果和海鲜等。煲汤和炖汤的时间要长一些，通常要两三个小时甚至更久才出锅，这样做可以使肉类的蛋白质、脂肪等充分分解成小分子并溶解到汤里，使汤口味更浓厚醇美，适合做肉汤、骨汤等。

煮粥时要按照材料的易熟程度下入材料：大米、黑米、豆类等不容易煮熟的食材要先下；而蔬菜、水果类易熟的食材应后放；海鲜应烫熟后再放入锅中。肉类用淀粉上浆后再煮粥。

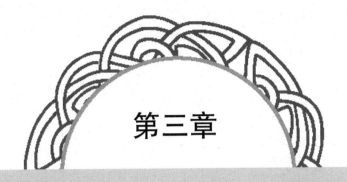

第三章

饮食调理，强健脾胃

　　《黄帝内经》说："脾胃者，仓廪之官，五味出焉。"阐述了机体生命活动的持续和气血津液的生化均有赖于脾胃运化的水谷精微。

《黄帝内经》说养脾胃

　　《素问·灵兰秘典论》说："脾胃者，仓廪之官，五味出焉。"阐述了机体生命活动的持续和气血津液的生化均有赖于脾胃运化的水谷精微。故李中梓在《医宗必读》中说："一有此身，必资谷气，谷入于胃，洒陈于六腑而气至，和调于五脏而血生，而人资之以为生者。"说明了脾胃在整个人体生命活动中至关重要。《经脉别论》中说："食气入胃，散精于肝，淫气于筋，食气入胃，浊气归心，淫精于脉。饮入于胃，游溢精气，上输于脾，脾气散精，上归于肺，通调水道，下输膀胱，水精四布，五经并行。"这总结了脾胃具有运化水谷和运化水液的功能：脾主运化水谷精微，胃主受纳水谷；脾主升清，胃主降浊；二者通过受纳、运化、升降，以化生气血津液而奉养周身，故称为"生化之源""后天之本"。

　　金元时期的李东垣提出了"内伤脾胃，百病由生"的重要学术思想。他在《脾胃论》中说："胃虚则五脏、六腑、十二经、十五络、四肢皆不得营运之气，而百病生焉，岂一端能尽之乎？"又说："若饮食不节，损其胃气，不能克化，散于肝，归于心，溢于肺，

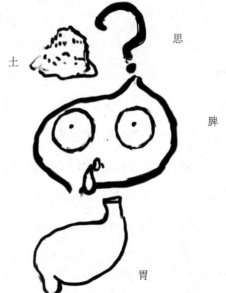

土　　　　　　　思

脾

胃

藏于肾。"从而阐发了"有胃气则生，无胃气则死"的道理。"胃气"指脾胃的功能在脉象上的反映，即从容和缓的脉象，常以胃气的盛衰存亡作为判断善逆的标准。无论脉象如何复杂难辨，只要脉中兼徐和之象，便是脉有胃气，虽病无害。因此，《素问·半人气象论》说："平人之常气禀于胃，胃者人之常气也，人无胃气曰逆，逆者死。

养好后天之本

脾为"后天之本"，也就是说，人出生以后，必须通过脾才能将摄取的食物转化为营养物质，再化生成气血，输送至全身各处，以维持我们的生命活动。因此，脾的功能，将直接影响其他各个脏腑的功能，也决定了人出生后的身体健康状况。另外，脾还具有生血、统摄血液的作用。脾气不足、脾阳虚时，会出现食欲不振、消化不良、腹泻等消化系统问题，严重者会因营养不良导致各脏腑气血亏虚。

中医讲究整体观念，谈脾不离胃，谈胃不离脾，常脾胃并称。中医的脾胃不是局限于现代医学解剖学上的脾与胃，就生理和病理而言，是远远超出解剖学意义上的脾和胃的范畴，包括了整个消化系统。脾与胃，一阴一阳，互为表里，共同参与饮食的消化吸收。人以水谷为本，胃主受纳水谷，脾主运化精微营养物质，脾胃的功能旺盛，则机体的消化吸收功能才能健全，才能为化生精、气、血、津液提供足够原料，才能使脏腑、经络、四肢百骸，以及筋肉、皮、毛等组织得到充分的营养，可见脾胃在人体占有极为重要的位置。脾与胃居于中焦，是升降的枢纽，其升降影响着各脏腑的阴阳升降，因此脾胃健运，脏腑才能和顺协调，元气才能充沛。所以，在调理气机时尤其注意调理脾升胃降。脾胃居中土，与其他脏腑关系密切，脾胃功能失常很容易影响其他脏腑，肝、心、脾、肺、肾对应木、火、土、金、水，五脏对五行，很容易出现相生相克的疾病传变现象。所以《慎斋遗书》有言："脾胃一伤，四脏皆无生气。"

这些伤脾胃的事，你有没有做过

在阴阳五行学说中，脾胃属土，脾为阴土，胃为阳土，脾喜燥恶湿，胃喜润恶燥。因此，在饮食里，但凡违背了脾胃的生理特性，均会造成脾胃功能的损伤。

◇ 喜欢吃冷食

《灵枢·小针解》指出"寒温不适，饮食不节，而病生于肠胃"。喜欢吃凉食，如冰激凌、雪糕等，喝酒或者喝饮料的时候喜欢冰镇的，有些人吃起来毫无节制，寒气也随之进入体内，胃喜暖不喜寒，吃了凉食之后，其实是靠自身的体温去温暖凉食，这一过程对脾胃伤害很大。而且饮食贪凉，会使人体的胃肠黏膜突然遇冷，导致原来开放的毛细血管收缩，进而引起胃肠不适甚至腹泻。

◇ 喜欢吃刺激性食物

很多人饮食上有自己的一些嗜好，例如，日常喝点小酒，工作期间喝两杯咖啡、浓茶，休闲娱乐时来点儿碳酸饮料（汽水）或者辛辣的食物，如麻辣火锅、烧烤等。但从前面的讲解我们知道，无味太过对身体都有损害，吃太多辛辣的食物会刺激口腔、食管和胃的黏膜，造成脾胃的消化功能受损。而且这些食物还容易引起胃火，长口疮；白酒、啤酒适当饮用能促进血液循环，对身体有益，但如果饮用过多、过于频繁，则可能损害脾胃运化功能，引起湿热内积造成不适。

◇ 喜欢暴饮暴食

现在工业发达，食品种类层出不穷；另外，人们生活节奏快，常感觉有压力，而吃吃吃买买买已经成为不少人减压的方式。《素问·痹论》曰："饮食自倍，肠胃乃伤。"可见暴饮暴食也是伤害脾胃的坏习惯，有的人遇上喜欢吃的，就一次吃很多，这些过量的食物给脾胃增加负担。《黄帝内经》在饮食方面很注重调养脾胃，强调食饮有节。

◇ 吃饭不定时

不按时吃饭也是伤脾胃的事。很多人因为工作忙或者想减肥，会不吃早餐或者晚餐，甚至一天也没好好吃一顿饭。你要知道，胃是一个具有自己"时间表"的器官，胃液的分泌在一天中存在生理性的高峰和低谷，用于及时消化食物。有的人忙起来就不吃饭了，等着下一顿多吃点儿，这样饥一顿饱一顿影响脾胃的作息，让其不知道该怎样工作。时间久了，各种脾胃问题就会出现。

察言观色发现脾胃病

面色无华、蜡黄，或者皱纹丛生、皮肤干燥，或者脸上长斑、长皮疹，出现这些问题，可以从脾胃找找原因。

《灵枢·本藏》中说："视其外应，以知其内者，当以观外乎诊于外者，斯以知其内，盖有诸内者，必形诸外。"人作为有机的整体，皮肤方面的状况，不能把它作为一个孤立的问题对待，它能够反映出体内脏腑是否健康调和。从脾胃系统这个角度来分析，不难看出，它对于颜值的高低至关重要。脾是气血生化之源，负责把吃的五谷杂粮转化为水谷精微，而水谷精微则是气、血、津液、精的基础物质。故离开了脾胃有条不紊的工作，气血生化失去来源，皮肤自然不会光洁、细腻、润泽。另外，脾是人体最大的免疫系统，脾胃虚弱，身体里的道路不通畅，抵御外邪的能力也下降，自然会积聚一些诸如痰湿、火热这样的垃圾废物。内忧外患一齐找上门来，当然会影响到颜值了。

◇ 面色黯淡、发黄

如果脾胃功能差，就不能给身体提供足够的营养，以至于整个人看起来有点"萎黄"。若血量不足或血流不畅，则会使人精神萎靡、面色萎黄、枯槁无华、皮肤粗糙、面色晦暗，甚者色素沉着、暗沉生斑等。

◇ 皮肤干燥、皲裂，容易产生皱纹

有的人皮肤很粗糙，不够细腻。这与阴血不足有关，血不能滋养皮肤，皮肤得不到濡养，便显得粗糙而苍老。脾阴不足，导致营养物质缺乏来源，一则不能荣养皮

肤，皮肤萎黄无华，出现皮肤干燥、皲裂；二则会出现阴血不足，皮肤失于滋润濡养，导致烂嘴角、嘴唇干裂起皮等问题；三则皮下脂肪产生不足，使表皮的支撑力不够，出现皱纹。

◇ 口唇没有血色

《黄帝内经》中提到"口唇者，脾之官也"，意思是透过嘴唇可以看出脾胃的问题。通常，脾胃好的人，嘴唇较为红润、干湿适度。反之，嘴唇干燥，经常脱皮，缺乏血色等，表明脾胃不太好。

◇ 爱长痤疮或斑疹

有的人经常在口唇四周、面颊两侧等部位长红斑、丘疹，疱疹，甚至是脓疱，如痤疮、酒糟鼻、口角炎等，这是脾胃热盛的表现。

◇ 皮肤有瘀斑、紫癜

脾除了主运化之外，还有统血的功能。若脾气虚弱，无法统摄血液正常运行，导致血液溢出脉外，则会在皮肤上出现瘀斑、紫癜等。

◇ 鼻头红、黄、黑

鼻头及鼻翼发红，可能是脾胃有热证，而且是实热，这样的人一般饭量都很大，但吃完容易饥饿。

鼻头发黄，反映脾胃的阳气不足，可能是吃太多凉性食物造成的。

鼻头发黑，可能是脾胃功能极差，甚至影响到其他脏腑，或者病情已经到了非常严重的地步。

脾胃病信号早发现

人体是一个有机的整体，作为后天之本的脾胃其实很智能，它们的功能出了问题，一般会有一些身体上的表现，这是在给你发信号，提醒你该注意从饮食、运动等各方面开始调理脾胃功能，而不要忽视这些信号，引发更严重的身心问题。请注意以下信号。

◇ **便秘**

便秘是脾胃运化功能（消化系统）故障的最明确信号之一。粪便是身体的废物，这些废物留在体内，会释放毒素，引发一系列问题。大便干结引起的便秘是胃肠道不能正常吸收水分引起的，如果多喝水，多吃富含膳食纤维的食物来软化大便，效果不好，应警惕肠胃问题。不建议在家自行使用导泻药。

◇ **腹泻或腹胀**

引起腹泻的因素有很多，如饮食不卫生，精神压力过大使消化系统免疫力降低而发生感染，腹部着凉等，这些治疗起来比较简单，腹泻或腹胀期间多喝水，可以补充淡盐水或淡糖水。但若腹泻超过了3天一直没有好转，则应警惕肠胃问题。腹胀是因为肠道内的气体不能正常排出，从而让腹部有明显的不适感和饱胀感，这可能是情绪问题等导致的肠易激综合征，也可能是一些肠胃疾病的症状之一，需要警惕。

◇ **口臭**

当消化系统出现故障时，酵母菌、感染和坏细菌开始积聚。这会导致口腔异味和酸味。尽管口臭可能是由许多不同的条件引起的，但它也是一个明确的指标，表明消化道中有过量的有害细菌。这些可能会很快使你的健康恶化。如果有持续的口臭，应该试着找出原因。

◇ **睡眠不安**

中医说"胃不和则夜不安"。如果经常失眠，它可能是消化系统故障的征兆。睡眠模式可能是肠胃功能好坏的一面镜子。如果夜间睡眠不安，时睡时醒，需要从当天的饮食角度回想一下，可能有肠胃功能失调。

◇ **焦虑或易怒**

人的七情六欲也能反映脏腑功能，这是中医整体理论的一项重要内容。情绪变化可能直接与脾胃健康状况相关。如果你感到焦虑、沮丧或容易生气，这可能是一个明显的信号。

除了以上这些，如果出现胃部不适、疼痛、饭后饱胀、嗳气反酸，甚至恶心、呕吐等，也要引起注意，可能是急性胃炎、慢性胃炎、胃溃疡、十二指肠溃疡、胃十二指肠溃疡等疾病。从中医角度讲，这些都是脾胃功能异常。

调理脾胃这样吃

既然脾胃是后天之本，这么重要，那在饮食上应该如何养护脾胃呢？下面我们就具体分析一下。

要想保护好脾胃，应做到以下几点。①吃饭的时候细嚼慢咽，避免有挑食和偏食。②不能暴饮暴食，在轻松愉快的状态下吃饭。③注意饮食卫生，养成饭前便后洗手的好习惯，吃饭的时候要专心。④养成定时排便的习惯，建议早晨起床第一时间做这件事。⑤多喝水，多吃含水分丰富的蔬菜和水果。

◇ 饮食调理方面的建议

第一，多吃五谷杂粮。《黄帝内经》讲："五谷为养，五果为助，五畜为益，五菜为充。"可见谷物（主食）是人们赖以生存的根本，而水果、蔬菜和肉类等都是作为辅助，发挥补益作用。因此，养脾胃就要多吃五谷杂粮，如小米、糯米等。第二，大枣、山药、藕、莲子、百合、芋头、萝卜、荸荠、豌豆苗、茼蒿、春笋、香椿等平甘温补的食物，也有健脾养胃的作用，平时饮食中可多加搭配。第三，已经出现脾胃疾病的人在饮食上要多注意。例如，萎缩性胃炎，胃阴不足者，宜食滋润多汁食物，如藕粉、粥类、果汁、酸味水果或乌梅制品，副食烹调中，也可用些醋，以增加胃酸；肥厚性胃炎，宜进食一些碱性食物，如苋菜、芹菜、海带、牛奶、豆制品等，在面食和米粥中也可以适当加碱以中和胃酸。在饮食禁忌方面，胃炎应忌烈酒、浓茶、咖啡等刺激性饮料和辣椒、胡椒、芥末等辛辣芳香调料；胃酸过多者，应忌食酸性食物，少吃糖类；胃酸缺少者，应忌食碱性食物。

◇ 饮食宜忌

脾胃是人的后天之本、气血生化之源，对身体健康意义重大。现代人生活节奏快、工作压力大，再加上饮食不规律、应酬多、运动少等多种因素，容易患上脾胃疾病。日常生活中，要养成良好的饮食习惯，多吃补脾养胃的食物，保养脾胃。应遵循以下养脾胃的原则：饮食要有规律，三餐定时、定量，不暴饮暴食；素食为主，荤素搭配；多吃蔬菜和水果；少吃生冷、有刺激性和难以消化的食物。

宜 黄色食物最能补脾，平时宜多吃南瓜、黄豆、土豆、山药、玉米等黄色食物。

宜 莲子、甘薯、粳米、香菇、蜂蜜、栗子、兔肉、猪肚等有健脾养胃的作用，平时也宜多吃。

忌 吃饭速度过快，以及吃"汤泡饭"，食物得不到充分的咀嚼便进入消化系统，不但不利于胃肠道对食物的消化吸收，还影响脾胃的功能，因此平时吃饭要细嚼慢咽，汤、饭要分开吃。

忌 肥肉、甲鱼、狗肉、奶油、甜点等味厚滋腻的食物容易阻碍脾气运化，平时不宜多吃。

忌 大量饮用酸味果汁会扰乱消化道功能，伤及胃肠，因此空腹时不宜饮用柠檬水等酸味果汁。

忌 油炸食品、辛辣食物、冷饮等不好消化，且对脾胃可造成刺激，平时不宜多吃，尤其空腹的时候不宜吃冷饮，以免导致腹痛、腹泻等不适。

◇ **推荐食材**

调理脾胃推荐食材及其功效见表3-1。

表 3-1 调理脾胃推荐食材及其功效

推荐食材	功效
山药	山药含有淀粉酶、多酚氧化酶等物质，有利于保护脾胃消化吸收功能，是一味平补脾胃的药食两用之品，对脾胃虚弱、食少体倦、泄泻等有辅助治疗作用，非常适合脾阳亏虚或胃阴虚者食用

续表

推荐食材	功效
鲈鱼	《本草经疏》中记载："鲈鱼，味甘淡气平，与脾胃相宜。脾胃有病，则五脏无所滋养，脾虚则水气泛滥。益脾胃则诸证自除。"脾胃虚弱的人宜食用
南瓜	南瓜性温，味甘，入脾、胃经，有补中益气、消炎杀菌、止痛等功效。南瓜所含的丰富果胶可"吸附"细菌和有毒物质，包括重金属，起到排毒作用。同时，果胶可保护胃黏膜免受刺激，减少溃疡病的发生
猴头菇	猴头菇性平，味甘，入脾、胃、心经，有养胃健脾、补虚的功效。对食欲不振、腹泻、胃及十二指肠溃疡等病症有很好的食疗效果。老年人、体质虚弱的患者食用猴头菇，还有滋补强身作用
鲫鱼	鲫鱼有健脾利湿、和中开胃、活血通络、温中下气的功效

◇ 食材食谱连连看

鸡肉山药粥

做法：鸡肉100克，山药30克，大米适量。鸡肉洗净，放入锅中煮熟，放凉后撕成细丝。山药洗净，切小块。大米常法煮粥，水开后放入鸡肉丝、山药块，煮至粥软烂，加少许盐调味即可。

功效：鸡肉性温，味甘，归脾、胃经，中医认为，鸡肉具有温中补气、健脾养胃、补虚益精的功效。山药性平味甘，早在《神农本草经》中就有记载："山药补中益气，长肌肉，久服耳聪目明，轻身不饥延年。"用这两种食材煮粥，可健脾养胃，达到增强脾胃功能的作用。

芡实茯苓粥

做法：芡实15克，茯苓10克，大米适量。前两味入锅，加水适量，煮至软烂，再加入大米适量，继续煮烂成粥，分顿服。

功效：芡实茯苓粥有健脾除湿、涩肠止泻的功效。

山楂陈皮大枣饮

做法：山楂干、陈皮、红枣适量，洗净后放入茶杯，加开水浸泡10分钟即可饮用。

功效：这道甜滋滋的饮品可是养胃佳品，能行气化瘀，可以替代咖啡、浓茶成为办公好伴侣。

藕粉粥

做法：藕粉 20 克，白粳米 20 克，白糖适量。将白粳米放入锅内煮成粥状，将熟时放入藕粉调匀，根据个人口味加入白糖，食用。

功效：莲藕一身都是宝，藕粉软糯清甜。熟食莲藕能补益脾胃、止泻，莲藕还含有鞣质，有一定健脾止泻作用，能增进食欲、促进消化、开胃健中，有益于胃纳不佳、食欲不振者。

黄精党参蒸鸡

做法：黄精 25 克，党参 30 克，淮山药 25 克，嫩小鸡约 700 克，葱花、姜丝、川椒粉、精盐、味精及色拉油适量。将嫩鸡肉切块，并用葱花、姜丝、川椒粉、精盐、味精及色拉油调拌均匀，将黄精、党参、淮山药洗净切碎，与拌好的鸡块一同装盘，放入笼屉内蒸大约半个小时，即可佐餐食用。

功效：味道鲜美，营养价值高，而且有利于溃疡面的愈合。

双豆糙米浆

做法：红小豆 50 克，黄豆 30 克，糙米 50 克，冰糖适量。将红小豆、黄豆、糙米淘洗干净，在清水中浸泡 6 小时以上。红小豆先加少量水，在锅中煮烂，再同糙米、黄豆、冰糖一起放入豆浆机中，制成豆浆，趁热喝。

功效：这款豆浆营养全面，益气养血、利水渗湿、养颜减肥，是非常好的一道饮品。红小豆解毒利水，黄豆益气养血、健脾宽中、通便解毒，补泻均衡，适宜水肿的人食用，想减肥的人也可以常喝。

蚝油猴头菇

做法：猴头菇 200 克，菜心 200 克，油、葱白、生姜、精盐、糖、酱油、植物油适量。菜心洗净，滤干水分，加入植物油和精盐后在锅中炒熟，盛出备用；猴头菇洗净切片，放入锅中加入姜片略炒，片刻后再加适量的清水煮 10 分钟，调入精盐、糖、酱油，并用水淀粉勾芡，然后放入葱花略煮，再放入菜心，即可作为佐餐食用。

功效：这道菜能养护脾胃。

红枣鲈鱼汤

做法：鲈鱼 500 克，红枣（干品）20 克，柠檬 3 片，姜 2 片，盐适量。鲈鱼清洗干净，去鳞、鳃、内脏，切块备用。红枣浸水泡软，去核。汤锅内倒入适量水，加入红枣、姜片、柠檬片，以大火煲至水沸，放入鲈鱼块，改中火继续煲 30 分钟至鲈鱼熟透，加盐调味即成。

功效：滋补脾胃，增强体质。

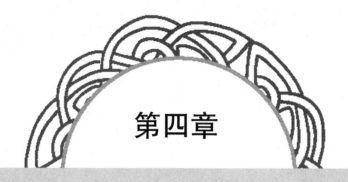

第四章

饮食养肾，强壮先天

☆肾者，主蛰，封藏之本，精之处也，其华在发，其充在骨，

为阴中之少阴，通于冬气。

——《素问·六节藏象论》

《黄帝内经》说养肾

《素问·上古天真论》说："女子七岁，肾气盛齿更发长，二七，天癸至，任脉通，月事以时下，故有子。""丈夫八岁肾气实，发长齿更……七八，天癸竭，精少，肾脏衰，形体皆极；八八，则齿发去。"可见人的一生必定会经历生、老、病、死这些阶段，而每一阶段机体的生长发育或衰退情况都取决于肾精及肾气的盛衰。

《素问·六节藏象论》说："肾者，主蛰，封藏之本，精之处也，其华在发，其充在骨，为阴中之少阴，通于冬气。"可见肾是精气的储藏器，而精气正是人体功能活动的物质基础。肾气不足，会导致精气流失，男性出现遗精、滑泄，女性出现带下过多、崩漏，以及自汗、盗汗等。肾气不足的人还常出现尿频、夜尿增多、尿余沥不尽，以及便秘的情况。肾开窍于耳，其华在发。因此，老年人容易出现耳鸣、听力减退等，多由肾气衰退引起。此外，头发的多少、亮泽、颜色也与肾密切相关，头发的生长脱落、荣润枯槁，可以反映肾的气血盛衰。

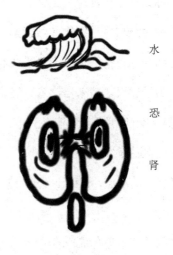

水

恐

肾

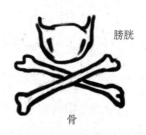

膀胱

骨

《素问·金匮真言论》说："夫精者，生之本也。"肾藏精，又分为先天之精与后天之精。先天之精禀受于父母的生殖之精，它是与生俱来的，是构成胚胎发育的原始物质。后天之精是指人出生以后，摄入的饮食通过脾胃运化功能生成的水谷精气，以及脏腑生理活动中化生的精气通过代谢平衡后的剩余部分，藏之于肾。先天之精要封藏，不可挥霍；后天之精要补益和温补。

养肾顾护先天之本

《素问·灵兰秘典论》记载："肾者，作强之官，伎巧出焉。"意思是肾相当于一个国家的劳动部部长，一方面决定身体的力量强弱，与体质有关；另一方面影响大脑的灵活、精细程度，是智力的表现。中医认为，肾气在五脏六腑里最为重要，肾气的兴衰消长影响着生命的生长盛衰，因此肾气称得上是人体的"生命之气"。"肾乃先天之本"是说肾是封藏和贮存人体精气之所。肾所藏精气分为先天之精和后天之精，可促进生长发育，在繁衍后代方面有重要作用，并可化生气血、抵御外邪。肾的藏精功能与冬季万物储藏能量过冬相似，因此，冬季是调养肾脏的最佳季节，但不可拘于此，特别是先天不足或有肾气、肾阳、肾阴虚损的人，应随时进行饮食调养。由于后天之精来自饮食，经由脾胃化生后生成，故不仅要调养肾脏，更要恢复脾胃功能，使肾脏能够有精可藏。在滋肾阴时，也应兼顾肝阴。

中医学还有"命门"一词，"命门"是指生命之门，有生命的关键之意。认为"命门"是内脏之一的观点，首见于《难经》。《难经·三十六难》说："肾两者，非皆肾也。其左者为肾，右者为命门。"虽历代医家对"命门"的位置并不统一，但对"命门"与肾之间的关系却有统一的认识：一是认为"命门"的主要功能是人体生命之根本；二是认为"命门"与肾密切相关，是难以分割的。结合现代中医理论，可以归纳为：肾阳即为"命门"之火，肾阴即为"命门"之水，肾阴和肾阳，即真阴和真阳。古代医家特别提出"命门"，是为了强调肾中精气是人体生命之源，肾中阴阳的重要性。肾阴、肾阳是全身阴阳的根本；五脏六腑的阴阳都离不开肾阴、肾阳的给养；肾阴也叫"元阴""真阴"，是人体阴液的根本，对各脏腑组织起着濡润、滋养的作用；

肾阳也叫"元阳""真阳"，是人体阳气的根本，对各脏腑组织有着温煦、推动的作用。故此《医宗必读》曾提出"养生必先养肾，养肾即养命"的观点，即肾气盛则寿命长，肾气虚则寿命短。

另外，肾脏还是调节水液代谢的主要脏腑，并能影响肺的呼吸功能。肾气不足、肾阳虚损时，最明显的表现即是水液代谢不正常、排尿异常；影响到肺时，可出现呼吸表浅，长此以往可导致各脏腑功能衰退。

察言观色发现肾脏问题

◇ 肾虚信号早发现

肾的生理功能包括：促进生长发育和生殖，调节人体水液代谢，如尿液的生成和排泄，保持吸气深度，维持正常呼吸功能。所以当肾中精气阴阳亏虚或作用减退时，人体多方面功能就会受到影响。

脑子不好使

生活中，我们发现很多人常说自己脑子不好使，表现为记忆力下降、减退，注意力不集中，精力不足，工作效率降低、健忘痴呆等。出现这些现象，要警惕肾虚了。

生长发育

某些先天性疾病、生长发育迟缓、早衰等多和肾虚有关，如果出现这些问题，要及早就医，尤其是儿童。

情绪不良

在工作生活中，有些人会有缺乏自信、信心不足，意志消沉、工作没热情，生活没激情，情感淡漠、精神呆滞等。这些可能跟肾虚有关，需要警惕。

排尿异常

如果有尿频、尿少水肿、小便清长、尿失禁、夜尿多等，需要多加观察，如果长期存在这类问题，需要警惕肾虚。

其他表现

早衰、失眠、骨骼与关节疼痛、腰膝酸软、不耐疲劳、乏力、听力衰减、脱发、白发或须发早白、牙齿松动易落、女性乳房开始下垂、腰部和腹部脂肪堆积、男性早秃等。

◇ 男性肾虚的信号

夜间多尿

如果起夜次数超过 2 次或尿量超过一天的 1/4，严重者甚至是夜尿 1 小时一次，尿量接近或超过白天尿量，尤其是白天小便正常，只有夜间尿多，多是由于肾气虚弱所致。

性功能障碍

性欲降低，阳萎或举而不坚，遗精、滑精、早泄，显微镜下检查可见精子减少或精子活动力减低，不育。

失眠多梦

中医认为，肾脏和其他器官之间有很大的联系，如果其他器官疾病久治不愈，就有可能连累肾，从而引发肾系疾病，出现失眠多梦等病症。

头晕、耳鸣

肾虚时可出现眼花、天旋地转、恶心呕吐，头晕患者还常伴有耳鸣，甚至短暂性耳聋。

便秘或大便干结

"肾开窍于二阴，主二便。"大便的传导需要通过肾气的推动和肾阴的滋养。因此肾虚可见便秘，严重者会因为排便困难导致肛裂、痔疮等，影响生活、工作。

◇ 女性肾虚的信号

黄褐斑

肾气不足，不能滋润肌肤，常在脸颊或颧部出现蝶形的淡黄色、黄褐色或淡黑色斑块，边界清楚，经常伴有月经不调。

黑眼圈

中医理论中黑色代表肾，眼圈黑就表示有肾虚。而且在其他脏腑出现疾病后，各脏的经气血阴阳的不足，最终必然会累及到肾，就是我们常说的"久病及肾"的情况，也会表现出黑眼圈。

头发频繁出油，秀发日渐稀少

女性肾气最盛的时期是 22 岁左右，25 岁之后就开始渐渐衰退。"肾主水，其华在发"，肾脏的功能好坏可以表现在头发上。头发柔韧有光泽，说明肾脏健康。肾虚的人则常常头皮泛油光，且头发易断并且没有光泽，还容易出现脱发现象。

小便量少次多，腰背酸痛

肾气出现虚亏，膀胱会表现出气化无力，膀胱平滑肌的肌纤维张力就会出现下降，使膀胱的伸缩性降低，肾关不固，就像大门关不严，所以会出现尿频和尿失禁现象。同时还可伴腰酸痛，其特点为劳累后隐隐作痛。

畏寒肢冷

无论穿的衣服多少，或者是冬天夏天，都感觉身体发冷、手脚发凉。

月经不调

肾气充盛才能使气血和调，冲脉任脉功能正常才能使月经周期正常循环，因此肾气不足是月经不调的一个重要因素。

不孕

肾精和肾气的充足维持着机体的生殖功能，肾虚不能摄精成孕，常伴有月经色淡、腰酸痛楚、头晕怕冷、疲惫乏力等症状。

骨质疏松

肾主骨生髓，精髓不仅可以上充脑髓，还可以充养脊髓、骨骼，促进骨骼的生长发育，使骨骼健壮有力，牙齿坚固。若肾虚，化髓减少，可导致精髓亏虚，骨失充养，出现骨质疏松、牙齿早脱。尤其是更年期后的中老年妇女最为常见。

◇ 阴虚火旺什么样

人有三宝精、气、神，其中"精"为初始之本，人体的血和津液都归于"精"，又称"阴精"。如果肾阴亏虚，就会生成内火，引发口干舌燥、大便干结、手足心热、双目干涩、心烦易怒、腰膝酸软、失眠等症状。如果出现以上症状，需要及早调理，避免引发严重疾病。

伤肾之事要少做

中医认为，肾为水脏，五味对应的是咸味，主宰人身体的精气。在饮食和日常生活中，有些不良习惯可能损伤肾脏健康。

◇ 吃得过咸

咸味入肾，但过咸又最容易伤肾，因此口味重、吃得太咸的人，容易伤肾致病。

◇ 喝水太少

很多人总是等到实在是"渴的不行"才会想起来喝上一口水，然而，水是人体维持内环境稳定和正常新陈代谢的必需品，中医认为，肾的主要生理功能之一就是主水，与身体的水液代谢、尿液的生成关系密切，因此如果喝水少，长此以往，肾就会出问题。

◇ 憋尿

憋尿是一种非常不好的习惯，尿液在膀胱里时间长了会繁殖细菌，细菌经输尿管逆行到肾，引发慢性感染，如尿路感染、肾盂肾炎等。而且长时间憋尿会让肾反复对尿液进行重吸收和过滤，导致肾脏负担加重。

◇ 性生活不节制

过多的房事会导致精气外泄，肾中精气不足，随后会相继出现肾气虚，以及肾阴、肾阳不足。

调理肾脏这样吃

传统医学认为，肾是人体的先天之本，自打胚胎形成的那一刻开始，肾里面就藏着精微物质，这种精微物质将跟随着人的一生。因此我们常说肾藏精，肾精化为肾气为用，直接参与人的生长发育、乃至衰老，也关系着人的生殖能力。在五色里，"黑入肾"，一般来说黑色食物多为补肾精的佳品，如黑芝麻、黑豆、黑枣、黑米、黑木耳等。坚果中也有补肾小能手，如核桃、杏仁、花生等。这些干果是果仁、种子，都贮存着即将萌发的生命的能量，负责为植物进行"传宗接代"，而人的肾脏也主管着生殖功能，因此果仁有很好的补肾升阳的功效。韭菜、虾、羊腰等也可以起到补肾养肾的作用。

◇ 饮食宜忌

平日饮食宜以养肾固精、抗衰老为原则；饮食宜清淡，不宜太咸；多吃富含优质蛋白质的食物；及时补充维生素，多吃蔬菜和水果；多饮水；忌暴饮暴食。

宜 补肾宜"辨证"。肾阳虚的人可选择羊肉、鹿茸、肉苁蓉、肉桂、益智仁等温肾壮阳之物；肾阴虚的人，可选用海参、地黄、枸杞子、甲鱼、银耳等滋补肾精之品。

宜 黑色入肾，平时还可多吃乌鸡、甲鱼、黑芝麻、黑米、黑枣、黑豆、黑木耳、海带、豆豉、海参等黑色食物。

忌 过量的脂肪可增加人体内胆固醇的含量，导致血管病变而引起多种疾病。因此平日不宜多吃高脂肪的食物，尤其是高血压并发肾病者更要限制脂肪的摄入量。

忌 过量的蛋白质可使肾小球的血流量和压力增加，因此肾病患者要严格控制蛋白质的摄入量。

◇ 推荐食材

调理肾脏推荐食材及其功效见表4-1。

表 4-1　调理肾脏推荐食材及其功效

推荐食材	功效
黑豆	黑豆性平，味甘，有补肾强身、活血利水的功效。可增强免疫力，降低血液黏度。不宜生吃，尤其是肠胃不好的人会出现胀气现象，但加热之后，部分营养成分又会被高温分解掉。建议黑豆做豆浆食用
黑米	黑米性平，味甘，能滋阴补肾、益气活血，营养价值高于普通稻米，有利于预防头晕、目眩、贫血、白发、眼疾、腰膝酸软。黑米要煮烂后食用，否则大多数营养素不能溶出，食后易引起胃肠不适
黑芝麻	黑芝麻补肝肾、润五脏。用于肾虚之人腰酸腿软、头昏耳鸣、发枯发落及早年白发、大便燥结者
枸杞子	枸杞子性平，味甘，有补肝益肾的功效，适用于骨质疏松、腰腿疼痛、牙齿松动等
栗子	栗子性温，味甘，有养胃健脾、补肾强筋的功效，用于泄泻、腰膝无力、筋骨疼痛等
羊肉	羊肉能补肾强筋骨，可用于肾虚劳损、腰膝无力怕冷、筋骨挛痛者

◇ 食材食谱连连看

黑豆乌鸡汤

做法：乌鸡 1 只，黑豆 50 克，葱姜适量。乌鸡处理干净切块，黑豆清水浸泡一夜。砂锅中放入乌鸡块、黑豆和浸泡的水及葱姜，加入适量清水，大火煮开转小火炖煮 2 小时至黑豆软烂，加入盐和少许酱油提味即成。

功效：乌鸡内含丰富的黑色素、蛋白质等，其中烟酸、维生素 E、磷、铁、钾、钠的含量均高于普通鸡肉，胆固醇和脂肪含量却很低。乌鸡肉中氨基酸含量高于普通鸡，而且铁含量也比普通鸡高很多，是营养价值极高的滋补品。

紫米补肾粥

做法：桑葚、紫米、黑米、糙米各适量。将桑葚洗干净并用盐水浸泡 30 分钟，晾干水分。将紫米、黑米和糙米一同放入锅中煮成粥，随即加入桑葚继续煮 10 分钟即可出锅。

功效：这道粥有滋阴补肾、健脾暖肝、明目活血的作用，黑色入肾经，桑葚、紫米、黑米都是养肾的食疗佳品，三种材料可以按个人喜好调整比例。

黑豆米浆

做法：黑豆30克，黑米20克，枸杞子适量。将黑豆和黑米洗干净，浸泡一夜。将浸泡过的黑豆和黑米连同黑色液体一起倒入豆浆机，加入适量水，开启五谷豆浆程序即可，趁热放入洗干净的枸杞子，即可食用。

功效：滋阴补肾，健脾暖胃，明目活血，滋阴补气。

黑豆海带牛尾汤

做法：牛尾、海带、黑豆、桂圆、葱、姜、盐、绍酒等适量。将牛尾洗干净，放入锅内，焯水，去净血末，然后捞出干净的牛尾。海带洗干净切成菱形块，黑豆提前用清水浸泡半天。锅中烧开水，放入牛尾、葱、姜，开锅后撇去浮沫，加入绍酒，煮到有香味时放入黑豆。大约1.5小时后，加入海带块，最后略煮一会儿，放入桂圆肉，肉烂后加盐调味即可出锅。

功效：补肾健脾，抗衰老。

莲子鸡丁

做法：净鸡脯肉250克，莲子60克，干香菇10克，火腿肉10克，蛋清、淀粉、调料适量。将鸡脯肉切丁，用蛋清、淀粉拌匀；干香菇泡软，切小菱形块；火腿肉切成小菱形块；莲子去心，蒸熟备用。先将鸡丁在油锅中煸至七成熟，沥去油，加入莲子、香菇、火腿肉及适量调味品，翻炒几下出锅即成。

功效：健脾补肾，养心强身。

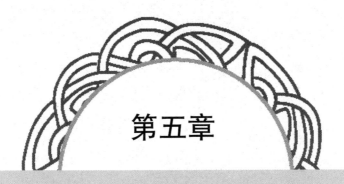

第五章

饮食调补心和神

☆心者，五脏六腑之主也，忧愁则心动，心动则五脏六腑皆摇。

——《黄帝内经》

《黄帝内经》说养心

《黄帝内经》指出："心为君主之官。""心者，五脏六腑之主也，忧愁则心动，心动则五脏六腑皆摇。" 这些是说，心是五脏六腑的主宰，所以，悲伤、哀怨、愁苦、忧伤的情绪会牵动心神，心神不安就会使五脏六腑都受影响。《饮膳正要·序》中提到："心为身之主宰，万事之根本。"这些话都指出了心在脏腑中居首要地位，可见心为君主，为五脏六腑之大主，而脏腑百骸皆听命于心。

中医认为心有两个功能：一是主血脉，推动血液在经脉中运行，滋养全身各个脏腑器官，因此心为五脏之主，是全身血脉的总枢纽；二是主神志，与人的精神、意志、思维有关，心功能正常则精神饱满，精力充沛，反之，会出现精神不振、神志不宁、健忘等症状。此外，心对应五行中的火，通五色之赤，通五官之舌，通五味之苦，通四季之夏，与形体中的脉相关，与情志中的喜相关，所以说过喜则伤心。

心为阳中之阳脏，其华在面，在体合脉，开窍于舌，在液为汗。所以心脏的盛衰可以从面部的色泽、脉搏是否和缓有力、舌色和舌的功能变化表现出来。心气充沛、心血充盈，则面部红润光泽，脉体

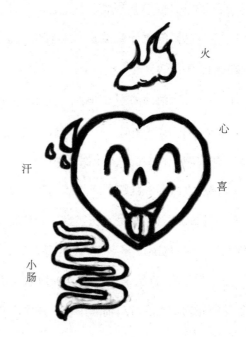

火

心

喜

汗

小肠

充实强劲有力，舌体红润柔软，灵活灵敏，语言流利。而汗液可以反应心的生理病理状态，心血充盈，汗化有源，则皮肤滋润。

《黄帝内经》还说："主明则下安，以此养生则寿。"这里的"主"，就是指心。心绪安宁平静，是养生长寿的前提。所以要保持心的情绪稳定、平和，人才会长命百岁。心最容易受情绪的影响，任何一种不良情绪的出现都会连累到心。《黄帝内经》有言："恬淡虚无，真气从之，精神内守。"意思是人的精神恬淡，无欲无求，情绪安定，没有焦虑，则真气就会存留体内，精神内守而不耗散。

心脏的求救信号早发现

心的两大生理功能受损，会出现不同的表现。

心主血脉的功能是否正常，可以从心胸部感觉、面色、舌色和脉象反映出来。若心气不足，无力推动血液运行，会出现心悸、怔忡、胸闷、面无血色、面白无华舌色淡、脉虚弱，甚至因为气不行则血不行而出现瘀血的表现，如心脉痹阻可见心胸部憋闷疼痛，面色紫暗或见瘀点瘀斑，舌色紫暗或青紫，脉涩甚至结代。另外，心气推动血脉运行的功能下降，四肢脏腑也缺少血脉的濡养，容易出现身体乏力困倦、四肢酸困、气短懒言等症状。

血作为神志活动的物质基础，心主神明的功能与主血脉密切相关。病理状态时二者相互影响。心血不足，脏腑虚衰，不能养心神，容易出现心悸健忘、精神恍惚、心神不定、悲伤恐惧、语无伦次等症状。

心神通过协调各脏腑之间的精气达到调控各脏腑的目的，故"心为五脏六腑之大主"。因此心气血不足，往往会造成其他脏器功能的紊乱。如心胆气虚，会出现心悸胆怯、善惊易恐、多疑善虑、情绪不宁、坐卧不安、少寐多梦。

心在志为喜。喜乐愉悦有益于维持心的功能，若喜乐过度则会使心神受伤。反之，心的功能正常与否会导致情绪出现太过和不及的变化，如心气过度亢奋，使人喜笑不休，心气不足则出现人易于悲哀。《素问·调经论》云："神有余则笑不休，神不足则悲。"

心开窍于舌，所以"舌为心之苗"。心主血脉和神明功能正常，则舌红滋润，灵活柔软，味觉灵敏，语言流畅。心火上炎，舌易生红疮或溃烂；心血瘀阻可见舌质紫暗或有瘀点瘀斑；若心藏神受损，会出现舌强语謇，神志失语。

养心我该怎么做

气血是人能生存的物质基础，气血充盈、运行通畅，则人的身体健康、精力充沛。在中医理论中，心具有参与血液生成并推动血液在脉管中运行的功能。心为火脏，对全身生命活动来说，有烛照万物的作用。心气不足，则推动血液运行的力量减弱，最直接的病症即是中老年人常见的冠心病；心血不足，则无力滋养，可导致面色苍白、心悸、头晕、失眠等。心有疾病时，也会对其他脏腑带来危害。

而且"养心"，除了保持心的气血阴阳充足之外，最重要的是保持良好的心理状态，即维持平淡宁静、乐观豁达、凝神自娱的心境。我们经常劝别人要保重身体，却很少想到要保持心理健康。实际上养心比养身更重要，只有心理健全，才能增强体魄。整天心事重重、活得战战兢兢的人，很少有能够长寿的。

养心贵在静心。情绪乃一身之主，一个人如果终日被不良情绪所控，难免会百病丛生。要消除不良情绪，重要办法之一，就是要学会静心。心静才能气顺，气顺才能健身。

调理心脏这样吃

调养心脏饮食非常重要。中医认为，苦入心。苦味食物性偏寒凉，有清热解毒、除湿利尿、泻火通便、健胃消食等作用，还能扩张血管、抗动脉粥样硬化、调节血脂、预防血压升高，对心脑血管疾病有良好的保健作用。常见的苦味食物有苦瓜、萝卜叶、大头菜、百合、莲子、丝瓜、葫芦等。但要注意，苦味食物通常性质寒凉，过食则损伤脾胃，导致食欲不振或腹痛腹泻，所以要控制量的摄入。

心主血，能够补肝血、健脾气的食物亦有益于心的气血生成。古有"小麦补心"之说，认为小麦为"五谷之贵"。小麦可养心安神、除烦润燥，平素多进食面食，有助于养心。对于失眠、心烦或会莫名悲伤的人，可用全小麦熬粥喝，也可适当搭配炙甘草、大枣，制成药膳。浮小麦则特别适合更年期有情绪烦躁、自汗、盗汗的女性。杂粮中的红小豆可泻心火、利水消肿，适合心火旺、水肿的人食用，但病症缓解后即应停用，不可久食。

橄榄油中多酚、不饱和脂肪、维生素E的含量都极为丰富，对心脏的健康极有好处。其中多酚是一种能够防止体内有害胆固醇氧化而伤及心脏的抗氧化剂。因此，无论是炒菜，还是拌沙拉，橄榄油都是首选食用油。如果可能，最好选用多酚含量更多的特级初榨橄榄油。另外，坚果类食物，如杏仁、核桃、松子等，含有丰富的矿物质，包括铁、锌、镁、铜等，而且这类食物含有丰富的膳食纤维，可以降低体内有害胆固醇，有助于心脏健康，所以坚果类食物对于养心也有一定帮助。

需要注意的是，合理的饮食结构有助于养心，并且还可以有效预防冠心病、心绞痛和心肌梗死等疾病的发生率。饮食养心的基本原则就是以清淡饮食为主，尽量减少脂肪的摄入量（特别是动物性脂肪），平时应戒烟酒，不要暴饮暴食。

◇ 饮食宜忌

饮食以养心安神、养阴补血为原则，多吃具有养心安神、保健大脑作用的食物；适量补充水分；多吃新鲜的蔬菜和水果，增加维生素C的摄入。

宜 莲子、百合、茯苓、红枣、小麦、小米、桂圆、牛奶等食物具有养心安神的功效，平时可以适量多吃。

宜 银耳、藕粉、西瓜、鸭肉、苹果、甘蔗、梨等食物具有养阴生津的功效，能预防心火上炎所致的失眠、多梦、心悸等不适，平时可适量食用。

忌 肉桂、花椒、辣椒、芥末、狗肉等辛辣刺激性食物，以及肥肉、甜品等肥甘厚腻食物可加重阴虚燥热，使心脏负担加重，平时不宜多吃。

忌 咖啡、白酒等饮品可刺激大脑神经，使大脑兴奋而影响睡眠，不利于养心，平时不宜多饮，睡前忌饮用这些饮品。

忌 心气不足的人大多身体虚弱而脾胃功能又差，因此不宜服过于滋腻或温热的补品，如鹿茸、人参等。

◇ 推荐食材

调理心脏推荐食材及其功效见表 5-1。

表 5-1 调理心脏推荐食材及其功效

推荐食材	功效
酸枣仁	酸枣仁是养心安神之物，常用于心悸失眠、健忘多梦者，此外还有镇痛、降血压的功效
莲子	《神农本草经》中记载，莲子"主补中、养肾、益气力"。适量食用莲子，能补中益气、养心安神，非常适合神经衰弱之失眠、多梦者食用
桂圆	桂圆具有补血养血、养心安神、调中补虚的功效，中医中常用来调理思虑过度、健忘、心悸、失眠及神经误弱等症状。但是，桂圆性质温热，口舌生疮、便秘者及孕妇不宜多吃；桂圆糖分含量较高，因此糖尿病患者不宜食用
红枣	红枣是益气养血、养心安神的佳品，自古以来就被列为"五果"（桃、李、梅、杏、枣）之一。另外，红枣还富含类黄酮、维生素 C，有"天然的维生素丸"的美誉，有利于人体增加免疫力、抗衰老

◇ 食材食谱连连看

莲子红枣汤

做法：莲子 15 克，红枣 15 克，冰糖适量。莲子放清水中浸泡一晚，红枣去核洗净。锅中倒入适量清水，加入莲子、红枣煮 30 分钟，放入冰糖，小火再煮 10 分钟即成。

功效：清泻心火，宁心安神。

酸枣仁汤

做法：酸枣仁 6～10 克，芡实 12 克，龙眼肉 6 克，煮汤后睡前服食。

功效：酸枣仁性平，味甘、酸。归心、肝、胆经，可以宁心安神，配合龙眼肉和芡实，对心血不足型心悸颇有裨益。酸枣仁具有调理心神的作用，而且也有缓解烦躁的效果，对于失眠健忘有改善作用。

桂圆枣仁茶

做法：酸枣仁 6 克，桂圆 15 克，冰糖适量。将桂圆肉同酸枣仁、冰糖一起下锅，煮沸 20 分钟，趁热饮用。

功效：补益气血，养心安神，可用于缓解神经衰弱、失眠多梦等。

酸枣仁夏枯草瘦肉汤

做法：猪瘦肉 250 克，夏枯草、酸枣仁各 10 克，花生 20 克，红枣 5～6 颗，姜片少许，盐适量。将夏枯草去杂质，洗净；酸枣仁、花生、红枣分别洗净；猪瘦肉洗净，切块。猪瘦肉块冷水下锅，煮净血水，捞出冲净。将所有材料放入锅中，加适量清水，大火煮沸后转小火炖 1～2 小时，加盐调味即成。

功效：清热除烦、养心安神。酸枣仁是养心安神之物，常用于心悸失眠、健忘多梦者。此外还有镇痛、降血压的功效。经常食用酸枣仁做成的药膳，对电磁波辐射引起的头痛、心悸、失眠，以及心脾两虚引起的心悸、失眠、多梦等症有改善作用。

凉拌苦瓜

做法：苦瓜 1 根，青椒、红椒、蒜末各适量，盐、醋、香油各少许。将苦瓜洗净后对剖，除去瓜瓤和白色部分，然后切成丝，入沸水中氽烫 15 秒，捞出用冷水冲凉；青椒、红椒要选不辣的菜椒，洗净，去蒂、子后切丝。将苦瓜丝、青椒丝、红椒丝放入盘中，加蒜末、盐、醋、香油，拌匀即可食用。

功效：苦瓜是清心泻火、清热解毒的佳品，适合心火亢盛者。

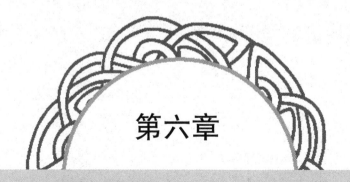

第六章

饮食调肝，改善情绪

☆肝者，将军之官，谋虑出焉。

——《素问·灵兰秘典论》

《黄帝内经》说养肝

《素问·灵兰秘典论》记载："肝者，将军之官，谋虑出焉。"在中医理论中，肝被比喻为一个国家的将军，在一个国家，将军是主管军队的首脑，是力量的象征。

肝的生理特征和功能归纳起来主要有两个方面。

第一，肝主疏泄。疏泄，即传输、疏通、发泄。因为肝脏属木，就像春天的树木，主生发。它把人体内部的气机生发、疏泄出来，使气息畅通无阻。气机如果得不到疏泄，就称作"气闭"，气闭就会引起很多的病理变化，如水肿、瘀血、女子闭经等。除了疏泄气机，肝还有疏泄情志的功能。人有七情六欲、五志，也就是喜、怒、哀、恐、思虑等这些情绪。这些情志的舒发也是靠肝的升发作用。同时肝还疏泄"水谷精微"，就是吃进去的食物变成营养物质后，靠肝把它们传输到全身。

第二，肝藏血。肝是储藏血液的一个仓库，是调节外周循环血量的血库，因此具有贮藏血液、调节血量、防止出血的功能。肝贮藏充足的血液可以化生肝气，并可根据生理需要调节人体各部分血量的分配，当机体活动剧烈或者情绪激动时，肝通过肝气的疏泄作用将贮藏的血液向外周输布，以供机体的需要；当人体处于安静或情绪稳定时，机体外周对血液的需求量相对减少，多余的血液又回归于肝。肝又称为"血海"，女子以血为本，所以肝贮藏的血液还是女子月经来潮的重要保证。

肝在体合筋，其华在爪。筋，即筋膜，包括人体附着于骨上的韧带、肌腱，起到连接关节、肌肉的作用。筋性坚韧刚劲，对骨节肌肉等运动器官有约束和保护作用。筋膜正常的屈伸运动，需要肝血的濡养。肝血充足、则筋力劲强，使肢体的筋和筋膜得到充分的濡养，肢体关节才能运动灵活，强健有力。肝与爪也有密切关系，

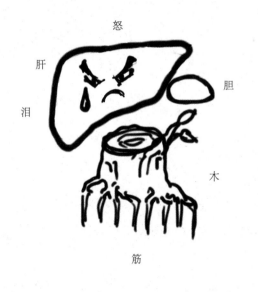

怒

肝

胆

泪

木

筋

爪甲依赖肝血的濡养，肝血的盈亏可以影响爪甲的荣枯，而通过观察爪甲的荣枯又可以判断肝血的充足与否。

肝开窍于目。肝的经脉上连于目，肝之气血能够循经上行充养目胞，使其发挥视觉作用。所以肝血充足、肝气调和时，目才能正常视物辨色。

肝在志为怒。怒作为一种情志变化，由肝血、肝气所化，一定限度内的发怒可以发泄情绪，调节平衡，但盛怒或者长期郁怒不解，就形成一种不良刺激，引起肝气郁结、气机不畅，继而对全身的精、气、血、津液输布造成影响，产生痰饮瘀血等病理产物，以及癥瘕积聚等病症。

在中医理论中，肝喜条达、主疏泄，是维持全身气血运行通畅的关键，肝气条达可促进精、血、津液的运行输布、脾胃之气的升降、胆汁的分泌排泄以及情志的舒畅等，有助于消化吸收、维持气血运行，辅助肺、脾、肾调节水液代谢；并可藏血，与人的生殖功能息息相关。肝气郁结时，会使气血运行不畅，出现胸闷、腹胀、头晕、急躁易怒或抑郁等表现。

健康要从"懂肝"开始

◇ 肝与情绪的关系

肝主怒，怒伤肝，肝血太重，就容易造成面红耳赤，头晕，头痛，这种就是肝火旺的表现。《黄帝内经》记载"卧则血归于肝"。这句话的意思是，当人睡着时，体内的血就回归到肝里面去了。肝的功能之一就是藏血，充足睡眠能养血的同时又可以使肝气得到充分的疏泄，若长期睡眠不足，会造成肝火越来越旺，表现为情绪暴躁，爱发脾气。

◇ 肝与眼睛的关系

眼睛是肝的"窗口"：眼睛经常发花、眼角干涩、看不清东西，非外伤引起的视力下降一般与肝气血虚有关。如果肝脏湿热重，眼睛表现浑浊而黄；如果肝火很旺，眼睛表现红甚至发炎；如果肝气亏，看书稍久就容易疲劳，进一步亏下去，便成近视眼了，反过来眼睛太过疲劳，用眼不当也会影响到肝。肝是明目的源泉，肝养好了，眼睛自然好使。

◇ 肝与气血的关系

肝脏调节人的气机升降出入，气机正常是身体各脏腑功能正常的基础，只有肝脏正常，气机才顺畅，气血调和，各脏腑的生理功能正常。肝脏功能异常影响到气机，可以出现肝气横逆则犯胃，人处于欲呕的状态，恶心感重；肝气郁结，可出现胸胁疼痛、胀感剧烈，女性可能出现乳房胀痛的情况。

血液运行全身依靠气的推动，才能保持通利。若肝气疏泄异常，不仅血液运行不通畅，还会导致瘀血，出现胸胁刺痛，女性可能出现月经不调、痛经等。而且没有气的推动，津液的输布也会出现问题，滋生痰饮水湿等病理产物，引起梅核气、瘿瘤、鼓胀、水肿等。

◇ 肝与生殖功能

男子的排精、女子的排卵与月经来潮皆有赖于肝的疏泄功能。《格致余论·阳有余阴不足论》曰："主闭藏者肾也，司疏泄者肝也。"说明男子精液的贮藏与排泄和女子行经排卵的功能是肝肾二脏的闭藏和疏泄作用相互协调的结果。肝失疏泄，则男子可见排精不畅，甚至精瘀，女子可见月经周期紊乱，经行不畅，甚至痛经。若肝血不足，女子还可见月经量减少，甚至闭经。

◇ 肝与关节活动

肝体阴而用阳，所以筋的功能与肝阴肝血的关系尤为密切。肝血虚衰，不能供给筋和筋膜以充足的营养，那么筋的活动能力就会减退，筋力疲惫，屈伸困难。年老体衰的人，由于肝血衰少，动作迟钝、运动失灵。此外，许多筋的病变都与肝的功能有关。如肝血不足，血不养筋，或者热邪炽盛烧伤了肝的阴血，就会引起肝风内动，发生肢体麻木、屈伸不利、筋脉拘急，严重者会出现四肢抽搐、手足震颤、牙关紧闭、角弓反张等症状。

肝脏的求救信号早发现

☒口苦。尤其是早晨起来，嘴里苦苦的。

☒咽干。口中、咽喉总是感觉很干燥，没有津液，而实际上看舌头，上面还是唾液满布，口干只是一种感觉。

☒"梅核气"：总觉得咽喉部有东西咽不下去，咳不出来，像吃过的杨梅核一样，卡在那里，吐不出来，咽不下去。

☒眩晕。有的人经常感觉头晕，有的是整天晕，有的是突然晕几下。有的人甚至感觉头痛。

☒胃口不好。因为肝木横逆克脾土，所以生活中好多脾胃问题是与情绪有关的，包括胃胀、胃痛等。

☒心烦。肝气不舒之人，心中烦躁，容易发火，也容易生闷气。

☒容易呕逆。总是感觉胃气往上返，要么干呕或者呕吐，要么嗳气，打嗝，甚至反酸，这也是肝木横逆克脾土，造成胃气上逆导致的。

☒胸闷。

☒胁肋部胀痛。

☒失眠多梦。肝气不舒、压力大会造成失眠；多梦也是肝火的表现。

☒喜欢叹气，情绪敏感。

☒四肢手脚冰冷。肝气不舒、气机郁闭，阳气不能达于四末，导致四肢手脚冰冷。

养肝我该怎么做

养肝可以从情志、睡眠、劳作、饮食四个方面入手。①情志方面，肝疏泄气机、疏泄情志。如果一个人经常发怒，肯定会影响到肝。当肝气郁结时，人就容易感觉郁闷，忧郁症就会接踵而至。所以平时，每个人都应该注意保持情绪的稳定，遇事不要太激动，尤其不能动怒，因为怒则伤肝。②睡眠方面，青少年和中年人每天需睡8小时，60岁以上老年人应睡7小时左右，80岁以上老年人应睡8～9小时，体弱多病者可适当增加睡眠时间。在中国传统文化中，古人将睡眠称为"眠食"。所以说充足的睡眠可以养肝，可以使情绪达到非常好的境界，反过来调整好自己的情绪，也利于养肝。③劳作方面，不要过度疲劳，"别累着"。《黄帝内经》提到"肝为罢极之本"，就是说肝是主管疲劳的，或者说是耐受疲劳的。肝气足，就耐受疲劳；肝气不足，就容易疲劳。④饮食方面，见下文讲解。

◇ 养肝先实脾

《素问·玉机真脏论》说："肝受气于心，传之于脾。"《难经·七十七难》说："所谓治未病者，见肝之病，则知肝当传之于脾，故先实脾气，无令得受肝之邪。"即已病防传的观点。

从脏腑学说角度来理解：生理上肝主藏血、主疏泄，寄相火，主升主动；脾居中州，主运化水谷，有生血统血之能。肝对脾运化功能的正常与否起着极为重要的作用，同时与脾的升清有密切关系。脾运健旺，生血有源，统摄有权，则肝有所藏。病理上肝失疏泄就会影响脾的运化功能，从而出现"肝脾不和"的病理表现，可见精神抑郁、胸胁胀满、腹胀腹痛、泄泻便溏等症；若脾虚气血生化无源或脾不统血，失血过多，可导致肝血不足。因此肝脾在生理病理上是相互联系、密不可分的。

"实脾"并不是简单地滋补。肝不好的人，身体的代谢、营养水平都偏低，消化能力就更不好了。所以需要更多的营养物质，为养肝护肝打下能量基础。因此，肝不好的人，才会有"清淡饮食、少吃辛辣油腻"之类的医嘱。调理脾胃不是多吃补品和一些滋补的"好东西"。因为古人讲的是"当先实脾"，并不是说"当先补脾"。"实"是一个很广泛的概念，它和虚相对，《内经》有云"精气夺则虚从"，实脾就是让脾的精气不"夺"而已。那么，只要是能使脾胃功能保持正常、不受邪气侵犯的措施，都可以算是"实"。因此，无论是清热祛湿、理气还是健脾，都可以看作"实脾"。

◇ 肝肾同补更健康

"肝肾同源"是指肝肾的结构和功能虽有差异，但其起源相同，生理病理密切相关，可采用"肝肾同补"的治疗法则。《素问·五运行大论》云："北方生寒，寒生水，水生咸，咸生肾，肾生骨髓，髓生肝。"这揭示了肝肾两脏之间相互联系、相互影响的密切关系。

因此，肝肾同补也是养肝的重要诀窍之一。在这两脏出现疾病时，可采用"肾肝同治"的治疗法则。补肾即补肝，泻肝即泻肾。具有肝肾同补功效的食材有山药、枸杞子等，可以根据个人情况选择食用。

调理肝脏这样吃

◇ 饮食原则

《黄帝内经》中记载"肝者，将军之官，谋虑出焉""肝受血而能视"。肝具有消化与解毒、藏气血、调节精神情志等功能，肝功能正常与否，对人体健康、视力康健有着重要的影响。调理肝脏饮食以养肝血、平肝火、明目亮眼为原则；饮食宜清淡、易消化，多吃富含蛋白质和维生素的食物；少吃或不吃辛辣、刺激性食物；戒酒。

饮食要清淡，维持营养均衡

多吃新鲜蔬菜、水果；保持五味不偏，食物中的蛋白质、碳水化合物、脂肪、维生素、矿物质等要保持相应的比例。枸杞子、当归、阿胶等有助于养肝血。

少吃油腻

食物在油炸过程中会产生化学性质极活跃的自由基，从而破坏食物中的必需脂肪酸。人吃了油炸食物，会破坏保护机体的营养物质，使血液中的转氨酶水平提高。转氨酶的这种变化，类似于人体的肝细胞发生炎症、坏死、中毒等时所遭受的肝细胞损害。这些油炸食品由于脂肪含量过高，摄入后造成肝脏的代谢负担加重，肝脏代谢来不及时，部分脂肪会堆积在肝脏，容易诱发脂肪肝，已经有研究证实，油炸食品需要肝脏花上 3 小时来分解。

少吃或不吃辛辣、刺激性食物

这些食物会损伤肝气，直接影响到肝。生姜、辣椒等辛辣、刺激性食物要尽量少吃。

多饮水，少饮酒

肝脏代谢酒精的能力是有限的，所以多喝酒必伤肝。

◇ 饮食宜忌

宜 养肝要"辨证"。肝火上炎者饮食宜清淡，多吃苦瓜、芹菜、野菜、绿茶、菊花、莲子心等清热食物以平肝火。肝阴虚的人应多喝养阴的鱼汤、甲鱼汤、海参汤，以滋补肝阴。肝血虚的人宜多吃桂圆、红枣、猪肝、羊肝、排骨汤、乌鸡、菠菜等食物来养肝血。

宜 酸入肝，平时可适量食用乌梅、山楂、西红柿、橄榄、枇杷、五味子、五倍子、石榴皮等酸味食物。

宜 绿色护肝，宜多吃菠菜、茼蒿、芹菜、油菜、韭菜、绿豆、青苹果、青葡萄等绿色食物。

宜 鸡肝、猪肝、羊肝等动物类肝脏是养肝补肝的食补佳品，适量食用可养肝明目。

忌 肝血虚一般是因脾胃功能差或特殊原因导致失血过多引起的，因此肝血虚的人在饮食上不能吃过于油腻的食物，以免伤害肠胃之气而加重肝血虚的症状。

◇ 推荐食材

调理肝脏推荐食材及其功效见表 6-1。

表 6-1　调理肝脏推荐食材及其功效

推荐食材	功效
枸杞子	枸杞子具有滋补肝肾、益精明目的功效，常用于肝肾不足、精血亏虚等症。如果搭配菊花泡茶饮用，养护肝脏的效果更佳
鸡蛋	鸡蛋中富含大量的蛋白质、卵磷脂，修复细胞的同时可促进细胞再生，对修复肝脏组织有着重要作用
绿茶	绿茶中含有茶多酚、咖啡碱、叶绿素、儿茶素等成分，具有抗癌、抗衰老、抗菌、助消化、降血脂等多种功效，适当饮用可达到养肝的目的
猪肝	猪肝具有补肝明目、养血安神的功效，非常适合气血虚弱的人食用，对缺铁性贫血也有改善作用。猪肝和枸杞子搭配，补血养肝效果更好，可改善肝血不足所致的头晕、眼花等症
绿豆	绿豆可增强肝脏解毒的功能

◇ 食材食谱连连看

玫瑰豆浆

做法：黄豆 50 克，草莓干 10 克，干玫瑰花 5 克，冰糖适量。将黄豆和干玫瑰花分别洗净，浸泡过夜。将黄豆、玫瑰花、草莓干和冰糖放入豆浆机，加入适量水分，选择豆浆按键，将豆浆打好并煮熟。

功效：玫瑰花芳香怡人，具有疏肝解郁、补益气血的功效，这道豆浆不仅能疏肝解郁，还具有美容效果。

猪肝绿豆粥

做法：新鲜猪肝 100 克，绿豆 60 克，大米 100 克，盐适量。猪肝洗净，切成片或条状，待用。将绿豆、大米淘洗干净，放入锅内同煮，大火煮沸后再改小火慢熬；煮至八成熟后，将切成片或条状的猪肝放入锅中同煮，待绿豆软烂、粥熟后加盐调味，即可食用。

功效：猪肝性温，味甘、苦，归肝经，具有养肝明目、补血的功效，搭配绿豆，还能清热祛火。

胡萝卜炒猪肝

做法：猪肝 400 克，胡萝卜 150 克，青蒜适量，鸡蛋（取蛋清）1 个，植物油、盐、淀粉、料酒、酱油各适量。鸡蛋取蛋清；猪肝洗净，切片，加淀粉、蛋清拌匀腌制片刻；胡萝卜洗净，切片；青蒜洗净，切段。锅中加少许植物油加热，下入猪肝滑炒至变色，盛出备用。锅中加植物油烧热，下胡萝卜片、青蒜段煸炒片刻，下入猪肝，倒入料酒、酱油炒匀，加盐调味即成。

功效：清肝明目，补血养血。胡萝卜富含对视力有益的维生素 A，猪肝具有保肝养血的功效，一起搭配炒菜，既能养肝、保护视力，还能补血养血。

猪肝菠菜汤

做法：猪肝 300 克，菠菜 200 克，香油、姜、葱、料酒、盐、干淀粉各适量。猪肝洗净，切片，加料酒、干淀粉拌匀；菠菜洗净，切段；姜洗净，切片；葱洗净，切花。锅置火上，加入适量水、姜片，煮至水沸，加入猪肝煮至将熟，加菠菜段煮熟，加盐、香油调味，撒葱花即成。

功效：菠菜与猪肝的搭配堪称经典，可养肝血、润颜色。

菊花蜂蜜水

做法：菊花 5 克，蜂蜜 1 勺。菊花洗净，放入玻璃杯中，冲入开水，浸泡 10 分钟。将水放温，调入蜂蜜后饮用。

功效：这里应该选择白菊花，白菊花味甘，清热作用稍弱，常用于平肝明目，加上蜂蜜，增强了滋阴润燥的效果。

枸杞桑葚粥

做法：枸杞子、桑葚各 15 克，山药 20 克，红枣 5 个，粳米 100 克。材料分别洗净。锅中加入适量清水，烧开后下入以上材料，大火烧开后转小火慢慢熬粥，至米烂粥稠时即成。

功效：枸杞子、桑葚搭配能补肝肾；山药、红枣能补益气血、健脾胃。几种食材合用，对滋养肝阴、消除眼疲劳有帮助。

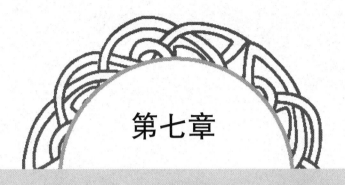

第七章

饮食养肺抗污染

☆秋三月，此谓容平，天气以急，地气以明，早卧早起，与鸡
俱兴，使志安宁，以缓秋刑，收敛神气，使秋气平，无外其
志，使肺气清，此秋气之应，养收之道也。逆之则伤肺，冬
为飧泄，奉藏者少。

——《素问·四气调神大论》

《黄帝内经》说养肺

五脏之中，肺居胸中，上通喉咙，开窍于鼻。其功能是主气，司呼吸。现在空气污染越来越重，在很多地方雾霾天也越来越多，人们对保护呼吸系统、改善身体免疫力也越来越重视。因此从饮食调理肺，对抗空气污染也有一定帮助。

《素问·灵兰秘典论》说："肺者，相傅之官，治节出焉。"

现在我们来看看肺脏，《黄帝内经》中说肺为"相傅之官"，意思是肺在人体中相当一个国家的宰相，我们都知道在一个国家里，宰相的地位是仅次于皇帝的，一人之下，万人之上，可见肺的地位之高。人的肺脏在五脏六腑之中也是处于这样的地位。宰相是处理国家各种事务的，起到治理调节的作用，肺脏同样也起到治理调节的作用。所以对于肺的生理功能的描述可以总结为"主治节"。

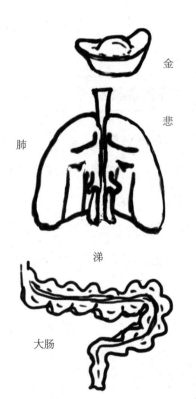

那我们就来看看肺的生理功能。

第一大功能：肺主气，司呼吸。肺作为呼吸器官，不仅能实现体内外的气体交换，而且对全身之气的生成和运行也起着重要的调节作用。《灵枢·九针论》说："肺者，五脏六腑之盖也。"说明肺在五脏六腑中居于高位，既能宣发卫气、顾护肌表、

101

防御外邪，又能调节全身气机，因此只有肺的呼吸功能正常，五脏六腑的气机升降出入运动才能通畅协调。

第二大功能：肺主宣发肃降。也就是肺气向上向外宣发和向下向内肃降的一对相反相成的运动。宣发什么？肺依赖宣发作用呼出体内浊气，转输水谷精微和津液上到头面诸窍、外达皮肤肌腠。肃降什么？它可以吸入清气，把人的气机肃降到全身，也可以把人体内的水谷精微和津液肃降到肾。总之，宣发肃降运动协调，维持着肺主气、主行水功能的正常。

第三大功能：肺主行水，通调水道。肺对全身水液的推动和排泄作用其实是通过肺的宣发肃降作用实现的。"肺为水上之源"，如果肺的宣发肃降失常，水道失于通调，会出现痰饮、尿少、水肿的表现。

《黄帝内经》还提到"肺朝百脉"，是指全身的血液都通过百脉汇聚到肺，通过非的呼吸作用进行气体交换，然后再输布于全身，也就是肺助心行血的功能。因此若肺气虚弱，可导致心血运行不畅，甚至血脉瘀滞，出现心悸胸闷。

养肺我该怎么做

◇ 起居有常

秋季是养肺的黄金季。《素问·四气调神大论》："秋三月，此谓容平，天气以急，地气以明，早卧早起，与鸡俱兴，使志安宁，以缓秋刑，收敛神气，使秋气平，无外其志，使肺气清，此秋气之应，养收之道也。逆之则伤肺，冬为飧泄，奉藏者少。"可见，早睡早起、起居有常对护肺、养肺非常重要。

早卧早起："早卧"可调养人体中的阳气，"早起"则可使肺气得以舒展，防止收敛太多。适当早起，还可减少血栓形成的机会，对于预防脑血栓等缺血性疾病发病有一定意义。一般来说，以晚9点至10点入睡，早晨6点至7点起床比较合适。

◇ 情绪开朗

笑能宣肺：《黄帝内经》认为"怒伤肝、喜伤心、思伤脾、忧伤肺、恐伤肾"，说明喜、怒、忧、思、悲、恐、惊等七情是导致疾病的主因。这点非常重要，因为肺气虚容易引起悲伤，而悲伤又会直接影响到肺，所以要戒忧。

在众多养肺方法中，"笑"可能是最"便宜"且有效的一种。现代医学研究证明，笑对机体来说的确是一种最好的"运动"，尤其对呼吸系统来说，大笑能使肺扩张，人在笑时还会不自觉地进行深呼吸，清理呼吸道，使呼吸通畅，扩大肺活量，改善肺部功能。另外，人在开怀大笑时，可使更多的氧气进入身体，随着流畅的血液行遍全身，让身体的每个细胞都能获得充足的氧气。因此，我们时时刻刻都要保持一颗平常心，不以物喜，不以己悲，保持心情开朗。

调理肺脏这样吃

◇ 饮食原则

少辛多酸

《黄帝内经》说："肺主秋，肺收敛，急食酸以收之，用酸补之，辛泄之。"秋天宜收不宜散，所以要尽量少吃葱、姜、蒜、韭菜、辣椒等辛味之品，以及辛辣、油炸、酒和干燥的膨化食品等辛味之物，否则容易引起燥热，应该适当多食酸味果蔬以助养肺。

远离燥邪，肺脏健康

中医认为"肺为娇脏，其位最高，不耐寒热"，且肺"喜润而恶燥"，最易受燥邪伤害。肺气与秋气相通，秋燥易伤肺气，所以在秋季的时候肺病多发，因此，秋季尤应注意补肺、润肺。但对于肺功能不全或患有肺病的人，更应注意平时的饮食调养。另外，健脾养胃的食物有助于肺气生成、化痰祛湿，补肾的食物也可辅助改善肺的呼吸功能。

饮食调养应该"防燥护阴"，要清淡饮食。适当多吃些蜂蜜、核桃、乳品、百合、银耳、萝卜、秋梨、香蕉、藕等，也可以多吃一些玉米、番茄、黄豆、大豆、梨等汁水丰富的水果。少吃辛辣燥热与助火的食物。

饮食宜清淡

以润肺除燥、化痰止咳为主；多吃富含维生素的蔬菜和水果；宜吃富含蛋白质的食物，以增加机体免疫力。

◇ 饮食宜忌

宜 维生素 A 具有抗氧化、维护上皮组织细胞的功效，可在呼吸道表面形成一层保护膜，有效防止粉尘的入侵。因此，平时宜多吃动物肝脏、莴笋、白菜、豌豆、西红柿、芹菜、蛋类、奶类等富含维生素 A 的食物。

宜 维生素 C 是强抗氧化剂，能帮助人体抵抗自由基，提高身体免疫力。所以平时宜多吃富含维生素 C 的蔬菜、水果，以增强体质。

宜 梨、百合、荸荠、白萝卜等具有润肺生津的作用，适量食用能养肺润肺，预防和缓解咳嗽、咽喉肿痛等不适。

宜 黑木耳、绿豆、海带等具有润肠通便、促进排毒的功效，能促进人体排出有毒物质，平时宜适量吃。

忌 辣椒、葱、干姜等辛辣、刺激性食物会刺激咽喉，加重咳嗽、咽痒等不适，雾霾天时不宜食用。

◇ 推荐食材

调理肺脏推荐食材及其功效见表 7-1。

表 7-1　调理肺脏推荐食材及其功效

推荐食材	功效
白萝卜	白萝卜，性凉，入肺、胃经，是肺脏的排毒食品。中医理论中，肺和大肠相表里，肺排出毒素的程度取决于大肠是否通畅，萝卜能帮助大肠排泄宿便；白萝卜中的芥子油、淀粉酶和粗纤维，具有促进消化、增强食欲和止咳化痰的作用
银耳	银耳是滋阴润燥的饮食佳品，有润而不寒、甘而不腻、补而不滞的特性，正适合秋季的平补原则。银耳具有滋阴、润肺、养胃等作用
杏仁	杏仁其用有三："润肺也，消食积也，散滞气也"
百合	百合有镇咳、平喘的作用，慢性支气管炎患者、有肺气肿经常咳嗽的人，吃百合能改善肺功能，有助于减轻症状
雪梨	梨性寒，味甘，有润肺止咳、滋阴清热的功效，特别适合秋天食用

◇ 食材食谱连连看

百合排骨汤

做法：排骨、百合、桑白皮适量。将桑白皮、百合和排骨洗净后，一起放入锅中加入适量的清水大火煮沸，转小火慢煮至排骨熟烂即可。

功效：白色入肺经，所以想要润肺的话，百合是一种不可错过的食材。将百合和排骨一起煮汤食用的话，可以起到很好的养肺、润肺的功效。

百合银耳粳米粥

做法：百合，粳米，银耳，冰糖。把银耳泡发至涨起来，粳米和百合洗干净备用。将百合、粳米及银耳一起放入锅内，加适量水煮成粥，冰糖在差不多好的时候加入。

功效：百合银耳粳米粥有养肺润肺清心的作用，粳米能健脾胃、补气血，百合和银耳都是除燥润肺、治疗咳嗽的最佳食品。

山药杏仁粥

做法：粟米，山药，杏仁，酥油。把山药及粟米洗干净备用。把山药煮熟，粟米炒为面，杏仁也炒熟后去皮切成碎末。把所有准备好的材料都放进锅里，加水煮成粥即可。

功效：山药补肺、脾、肾三脏，杏仁是坚果类，有补脑补心的益处，与山药搭配一起有润肺养肺的作用。

小吊梨汤

做法：梨2个，银耳10克，青梅2颗，九制话梅2颗，黄冰糖20克。银耳浸泡30分钟。梨用刷子洗净削皮，保留果皮，梨切块。把梨块、梨果皮、青梅、话梅、黄冰糖一起放入壶里。加入纯净水至壶内，基本没过所有食材。煮1小时。去除果皮、果核即可食用。热饮或冰镇都很棒。

功效：清甜爽口，排毒润肺。

百合薏米豆浆

做法：黄豆50克，干百合15克，薏米20克，冰糖适量。黄豆、薏米洗净，用清水浸泡过夜；干百合洗净，浸泡开。将所有材料加入豆浆机，加入适量清水，按开始键，将豆浆煮熟即成。

功效：百合润肺止咳、清心安神，薏米美白祛湿，配合黄豆滋阴润燥。这是一道适合养肺的保健豆浆。

桔梗冬瓜汤

做法：冬瓜150克，杏仁10克，桔梗9克，甘草6克，盐、香油各适量。冬瓜洗净，切块；桔梗、甘草、杏仁分别洗净，放入砂锅中，加入适量水，煎煮汤汁，去渣。将汤汁、冬瓜一起放入锅中，加入适量水，大火煮沸后转小火煮至冬瓜熟，加盐、香油调味即成。

功效：开宣肺气，清咽利喉。

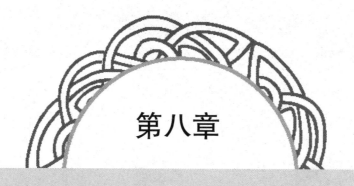

第八章

跟随四季，顺时养生

☆夫四时阴阳者，万物之根本也。所以圣人春夏养阳，秋冬养阴，以从其根；故与万物沉浮于生长之门。逆其根，则伐其本，坏其真矣。

——《素问·四气调神大论》

☆春应肝而养生，夏应心而养长，长夏应脾而养化，秋应肺而养收，冬应肾而养藏。

——张景岳

　　《黄帝内经》中已经明确提出了顺应四时的养生观点："肝主春，……肝苦急，急食甘以缓之。心主夏，……心苦缓，急食酸以收之。脾主长夏，……脾苦湿，急食苦以燥之。肺主秋，……肺苦气上逆，急食苦以泄之。肾主冬，……肾苦燥，急食辛以润之。"这段话是中医"天人相应"理论的体现，将大自然的变化规律与人的生理、病理相联系，用五行学说贯穿起来，五行学说将一年分为五季，即春、夏、长夏、秋、冬；将饮食之味分为五大类，即酸、苦、甘、辛、咸。这说明了人作为自然界的一部分，顺应四季的节律变化，顺时养生，才能健康长寿。

　　自然界气候的变化时刻影响着人体脏腑阴阳气血的变化，我们必须了解节气的变化规律和特点，注意调整饮食、起居、运动等生活的各个方面，并针对节气特点有针对性地进行保健，真正做到顺应四时、天人合一。

　　用现代医学来分析，一年四季发生的疾病有其规律性，也有其客观原因。如能随着时节科学地搭配饮食，就能提高抗病能力，避免疾病的发生或减轻疾病的危害。

四季调养的要点

　　中医理论认为，一年四季分别对应五脏中的肝（春）、心（夏）、脾（长夏）、肺（秋）、肾（冬），而春季多风、夏季多暑湿、秋季多干燥、冬季寒冷，这些外邪应季而生，对人们的身体健康有一定的影响。如果我们在日常饮食时，能顺应季节的特点，重点养护相应的脏腑，及时赶走外邪，就会少生病、保持健康。

明代医家张景岳说："春应肝而养生，夏应心而养长，长夏应脾而养化，秋应肺而养收，冬应肾而养藏。"可见，一年四季季节轮转，养生的要点也是不同的。

春季——春来养"生"，生机勃勃

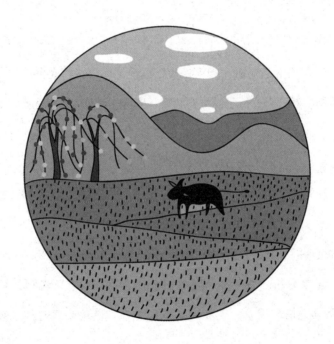

春三月，此谓发陈，天地俱生，万物以荣，夜卧早起，广步于庭，被发缓形，以使志生。

——《素问·四气调神大论》

◇ 春季养生要点

※ 春季在五脏应肝，注意养肝。

※ 饮食上宜平补，少酸多甘。

※ 春季主风，应注意躲避风邪。

◇ 春季饮食面面观

春季宜养肝疏肝

"一年之计在于春"，春季养生是一年的基础。春天大地复苏，阳气升发，万物始生，人体的新陈代谢也开始旺盛起来。春季在五脏中对应的是肝脏，春季肝气开始生发，很容易出现肝气旺的情况，因而，应当重视疏通肝气和降肝火。

在饮食养生方面，也应遵循这一特征，选择升散疏达之品，避免过于酸涩收敛之物，即"省酸增甘，以养脾气"。春季"省酸增甘"是唐代医家孙思邈在《千金方》中提出的养生原则，是因为春季应肝，易发生肝气过旺，对脾产生不良影响，导致消化不良等，直接影响脾胃的功能。所以，春季饮食上，在注重养肝的同时也要护脾胃，多吃一些清淡、易消化的食物，多喝汤、粥；食材上，山药、南瓜、莲子、粳米等可以适当吃一些。

春季养阳气助生发

早春时节，为冬春交接之时，乍暖还寒，饮食上宜温补，荤素搭配。可多吃些面食，以便为人体提供大量热量，每年立春的"咬春"即是代表。几乎所有谷类都可以磨制成粉，制作面食，如面粉、玉米面、豆面、小米面和高粱面等，与肉类搭配，做成饺子、包子最宜。仲春，气温逐渐回升，阳气上扬，则应渐改温补为平补，宜选用较清淡温和的食物，如荞麦、薏米等谷物，可以饮用豆类磨制的豆浆，适当增加蔬菜，减少肉类食物。晚春时节，春夏交接之时，应选用性质平和之物。南方地区正值"梅雨季节"，湿气易困脾，可适当增加健脾运湿类食物，如红小豆、山药、薏米等。饮食上，应适当进食富含优质蛋白质的食物，增加新鲜蔬果的量，除此之外，可适量饮用绿豆汤、红豆汤，除湿清热。

春暖花开防过敏

春风吹起，杨柳吐绿，春花开放，空气中的花粉、粉尘增多，很多人容易出现打喷嚏、咳嗽、哮喘等过敏症状，以及皮肤瘙痒、红肿。食用红枣、西蓝花、洋葱、银耳、杂粮等，可以帮助预防和减轻过敏。

◇ 食材食谱连连看

猪肝菠菜粥

做法：猪肝100克，粳米100克，菠菜150克，葱末少许，姜2片，盐适量。猪肝切片；菠菜洗净去根，切段备用。粳米加水熬成稀粥；放入猪肝和菠菜，放入葱花、姜片去腥，加盐调味，煮至猪肝熟即可。

功效：这道粥适合春季早餐食用。猪肝、菠菜均含有丰富的铁，能补肝养血。

香椿拌豆腐

做法：嫩豆腐1盒，香椿芽75克，香油、盐各适量。嫩豆腐切片，在沸水中略余烫一下，可以在水中放点盐，使豆腐更有韧劲；香椿芽余烫后切小段。将豆腐片码放在盘子里，放上香椿段、盐、香油，拌匀即成。

功效：香椿芽是香椿树的嫩芽尖，通常在谷雨节气前后上市，其香味浓郁，同豆腐搭配是春天必吃的一道美味。

银耳杂粮粥

做法：银耳2大朵，莲子20克，枸杞子10粒，八宝米（大米、小米、糙米、玉米、花生、黄豆等，市场上有搭配好的成品）60克，冰糖适量。银耳泡发洗净、撕成小朵；杂粮淘洗干净，用清水泡半小时以上。砂锅洗净，加足量水，放入银耳，熬至胶质出来后，放入杂粮，继续熬煮1小时左右，至食材软烂，关火，加入冰糖和枸杞子，搅拌均匀即可。

功效：这道银耳杂粮粥中杂粮的种类齐全，能补充多种维生素，还富含膳食纤维，适当食用有利于预防春季过敏。

◇ 厨房保健养生方——春饮花草茶

罗汉果雪梨饮，润喉止咳必备：雪梨1个，罗汉果1个。雪梨去皮、核，切碎块；罗汉果洗净。二者一起放入锅中，加适量水，水煎30分钟，滤去罗汉果药渣。吃雪梨，饮汤。

蜂蜜醋，滋阴清热：蜂蜜、醋各 20 毫升。取一个玻璃杯，将两者一起 放入杯中，混合均匀。加少量温开水拌匀后服用。每日 2 次。

夏季——夏来养"长"，枝繁叶茂

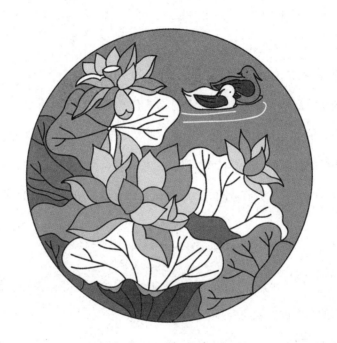

夏三月，此谓蕃秀，天地气交，万物华实，夜卧早起，无厌于日，使志无怒，使华英成秀，使气得泄，若所爱在外，此夏气之应，养长之道也。

——《素问·四气调神大论》

◇ **夏季养生要点**

※ 夏季宜养阳、养心。

※ 饮食宜清淡、少油增盐。

※ 解暑莫贪凉。

◇ 夏季饮食面面观

夏季宜养阳、养心

夏季是阳气最盛的季节，也是人体新陈代谢最旺盛的时候，易耗气伤津。饮食方面应以清补为原则，宜少食油腻、多清淡，适当选择一些滋阴补气的食物。

适合夏季食用的粗、杂粮有绿豆、红小豆、薏米。绿豆可消暑，红小豆可利水除湿，薏米则有健脾除湿之功。另外，新鲜玉米、豆类是夏季养生饮食中不可或缺的一部分，搭配少量动物性食材，煮粥、煲汤、清炖，均能达到清补、解暑的目的。

夏季饮食养生宜清补

清补类膳食的总热量略低，营养素构成具有"两高两低"的特点：蛋白质和纤维素含量较高，脂肪和糖含量较低。米面、豆类等植物性食品性味清淡，不仅利于消化吸收，还能清暑解渴、健脾祛湿。粗、杂粮中富含膳食纤维，可促进肠道蠕动，加速脂肪排泄，减少毒素吸收。同时，富含碳水化合物的粗、杂粮可提供大量热量，供人体所需。

清心火，少病痛

进入夏季，有些人出现了痔疮、牙痛或口疮、口角糜烂等，这些是由体内胃火、心火上升引起的。应该注意饮食调节，对症"灭火"。

生痔疮，多吃"粗"。痔疮的发生主要与饮食过细及久坐等不良生活习惯有关。精细食品吃得多，粗纤维摄入少，容易使大便干燥。许多人长时间上网，久坐后活动减少，肛门处的静脉回流受到阻碍，容易出现便秘乃至痔疮。这种情况要多喝水，多吃水果蔬菜，保持每天大便通畅，并增加运动。

口角烂，吃粗饭。过食肥腻辛辣、酒类等会致使脾胃受损，内蕴化热，引发口角糜烂。应多吃粗粮和绿色新鲜蔬菜，避免进食辛辣、烧烤等刺激性食物，减少对口腔和肠胃的刺激。

牙痛脸肿，清凉解毒。对这样的"火"要多吃清凉解毒的食物，如金银花、决明子等，同时多喝水，多吃蔬菜。不吃巧克力、辣椒、羊肉等高热量食物。

夏季饮食省苦增辛，以养肺气

唐代孙思邈在《千金要方》中提出："夏七十二日，省苦增辛，以养肺气。"中医五行学说认为，夏时心火当令，而苦味食物尽管有清热泻火、定喘泻下等功用，却会助心气而制肺气，因此不建议夏季多吃苦味的食物，以免心火过旺。

心火会克肺金，而辛味归肺经，所以在夏季，尽管天气热，人们可以适当多吃些辛味的食物，如萝卜、葱白、姜、蒜等，有发散、行气、活血、通窍、化湿等功用，可补益肺气，尤其是肺气虚的人更应如此。

◇ 食材食谱连连看

莲子老鸭汤

做法：老鸭肉400克，莲子50克，葱段、姜片、料酒、盐、植物油各适量。老鸭肉洗净切大块，汆烫后备用；莲子洗净用清水泡发。锅中放植物油，烧热后下入葱段、姜片煸香；加入足量清水、老鸭肉块、莲子、料酒，烧沸后撇去浮沫，转小火炖至肉烂，加盐调味即成。

功效：这道汤具有降火、滋补、清热、解毒等功效，能够帮助缓解燥热的症状。

荷叶绿豆粥

做法：荷叶1张，绿豆30克，粳米50克，冰糖适量。荷叶清洗干净，撕成小块，加适量清水，煎煮成荷叶水；绿豆提前浸泡3～6小时，再将绿豆煮开花，制成绿豆汤备用。粳米下锅中煮粥，待粳米粥半熟时加入荷叶水、绿豆汤、冰糖少许，搅拌均匀，一起熬至粥稠。粥熟后关火，待粥变凉并呈淡绿色即可食用。

功效：夏季，新鲜的荷叶气味芬芳，与绿豆、粳米一起做成的粥能祛暑清热、和中养胃。此粥老少皆宜，特别适合于伏天食欲不振、发热口渴的人食用。

苦瓜炒豆腐

做法：苦瓜200克，豆腐块200克，植物油、盐、水淀粉、葱花、姜末各适量。

将豆腐块在油锅里略炸，呈金黄色时捞出备用；苦瓜切片，在沸水中余烫一下减轻苦味。锅中加入适量植物油，放入葱花、姜末煸炒香；放入苦瓜片略炒，再放入油炸豆腐煸炒，加盐调味，用水淀粉勾芡即成。

功效：这道菜能益气开胃、清热解暑、解毒，尤其适合女性、中老年人、糖尿病患者和癌症患者吃。

◇ 厨房保健养生方

生了口疮，自制外用药粉：黄连、儿茶、青黛、干姜各10克。共研极细的粉末，用棉签蘸药粉涂患处，每日3次。本方适用于夏季口疮。

白萝卜生姜汁，消积化痰除胀满：白萝卜200克，生姜15克，白糖适量。白萝卜去皮，切块；生姜切小丁。将白萝卜和生姜丁一起放入容器中，加入白糖，用料理机搅碎，过滤去掉残渣，只取汁液，兑入开水冲服。本方能消积化痰、款中，适用于饮食积滞所致的腹部胀满、呕吐等。

山楂荷叶水，减肥消脂作用好：山楂、麦芽各30克，荷叶6克。将上面3种材料放入锅中，加入适量清水，大火煮沸20分钟即成。肥胖、血脂高的人可以试试山楂荷叶水，降脂减肥效果不错。

长夏——长夏养"化"，脾胃康健

古人以五行配四季，缺一，所以用长夏来弥补。长夏一般指阴历六月（农历六月），位于夏末秋初，包括夏至、小暑、大暑、立秋、处暑五个节气。此时外界以湿为主气。中医将五季对应五脏，长夏对应五脏中的脾。中医认为，湿为阴邪，好伤人阳气，尤其是脾阳。脾脏喜燥而恶湿，一旦受损，会导致脾运化水湿的功能失调，常表现为脘腹胀满、食欲不振、口淡无味、胸闷想吐、少气懒言、头重如裹、四肢沉重、大便黏腻、水肿等症状。

◇ 长夏养生要点

※ 长夏宜健脾养胃。

※ 减少内湿和外湿的侵袭。

※ 防暑防凉。

◇ 长夏饮食面面观

长夏注重解暑祛湿

长夏天气最为炎热，气温一般在30℃以上，有些地区有时甚至高达40℃。在30℃以上时，人体要靠蒸发水分散热，每天都要蒸发掉大量水分，以维持相对稳定的体温。同时，大量的盐分随汗液丢失。所以在高温的环境中，除了补充水分外，还应该充盐。适当饮用淡盐水，有利于体内电解质平衡。

这段时间，不仅有暑热，湿气也重，饮食方面应适当增加解暑、除湿之品，如绿豆、薏米等。值得注意的是，夏季阳气外发，体内阳气相对不足，切记勿大量进食冷饮，以免有损阳气。如果特别想喝冷饮，也不要一口气喝下一大杯，要一小口、一小口地慢慢喝。

长夏注重温阳健脾

脾的特性之一就是喜燥恶湿，脾主运化水湿，以调节体内水液代谢的平衡；脾虚不运则最易生湿，而湿邪太过就会困脾，故湿邪易伤脾胃。湿和热都属于中医所说的六邪，而"湿气通于脾"，一旦湿邪困脾，则脾的健运失职而湿浊内生。湿邪伤人，易阻遏气机，使气机升降失常，清阳不升，最易出现"沉重"的症状，在上则头重如裹；在中则胸脘胀满、胃纳不香；在经络则周身困重，四肢、关节酸痛沉重。因此，长夏保健，当先健脾以祛湿。

食欲不好怎么吃

漫漫长夏，暑热难当，很多人吃不下饭，但身体健康依赖充足的营养，可以少吃，但不能不吃。早、晚进餐时食粥，午餐时喝汤，这样既能生津止渴、清凉解暑，又能补养身体。在煮粥时加些绿豆或单用绿豆煮汤，有消暑止渴、清热解毒、生津利尿等作用。补充足量维生素，多吃西红柿、青椒、冬瓜、西瓜、杨梅、甜瓜、桃、李子等新鲜果蔬。补充水和矿物质，特别是要注意钾的补充，豆类或豆制品、香菇、水果、蔬菜等都是钾的很好来源。薏米、绿豆、豆腐等也都适合夏日解暑祛湿用。

长夏适当吃点"苦"

中医认为，凡有苦味的蔬菜，大多具有清热的作用。夏季经常吃些苦味，能起到解热祛暑、消除疲劳等作用。素有"菜中君子"美称的苦瓜，能调和脾胃、缓解疲劳、醒脑提神，对中暑、胃肠道疾病有一定的预防作用。苦菜也是一味药食同源的蔬菜，具有清凉解毒、消毒排脓、祛瘀止痛、预防胃肠炎等功能。食用苦菜时，将根、叶洗净，可拌可炒可做汤，味道苦中带香，是解暑开胃的佳肴，而且对肠炎、痢疾等有一定的预防作用。

◇ 食材食谱连连看

山药薏米茯苓糊

做法：山药、薏米各 200 克，白茯苓 100 克。将以上 3 味打成粉，装入瓶中。每次取 10 克，加 1 勺蜂蜜，用温水调成糊喝。

功效：此食疗方能健脾利水、滋阴养颜，女性经常服用可以使皮肤角质软化，改善皮肤粗糙。

马齿苋粥

做法：粳米 50 克，鲜马齿苋 30 克。粳米淘洗干净。锅内加水 800 毫升，水开后先下粳米熬粥。熟时将马齿苋洗净切碎，放入粥中同煮，再煮一二沸即成。出锅后可以在粥中加入少许食盐调味。

功效：马齿苋可以清热利湿，是一种常见的野菜，长夏时节喝马齿苋粥可以清除体内湿邪，防止湿邪伤人。需要注意，马齿苋一定要等米熟时再切碎放入，以免营养成分流失。

丝瓜豆腐煲

做法：丝瓜150克，豆腐250克，瘦猪肉50克，金针菇30克，清汤、盐、葱花、姜末、植物油各适量。豆腐切成小块，在盐水中浸泡10分钟，备用。锅中放入少量植物油，下入葱花、姜末爆香；放入金针菇，翻炒几下；倒入清汤煮5分钟，下入豆腐块继续再煮5分钟。丝瓜去皮，切成块，放入锅中再煮3～5分钟，加入盐调味即成。

功效：丝瓜味苦，性微寒，能清热解毒，是夏季必备的菜品，搭配豆腐食用，营养丰富，热量低，还可解热除烦。

姜汁扁豆

做法：嫩扁豆250克，姜汁30克，花椒、香油、盐各适量。扁豆择洗干净，入沸水中煮熟，过凉水后捞出沥干，切成细丝。锅中放入香油，烧热后下入花椒，炸至花椒变色后捞出，制成花椒油。将扁豆丝码放到盘子里，加入盐、花椒油、姜汁拌匀，静置15分钟入味即成。

功效：这是一道健脾祛湿的小菜，姜汁能温中散寒、和胃止呕，扁豆能健脾利湿。

健脾消食饼

做法：干姜、鸡内金各10克，白术15克，大枣50克，面粉150克，白糖适量。大枣蒸熟，压成泥状。干姜、鸡内金、白术一起打成粉，加入面粉中，拌匀，加入白糖和大枣肉，搅拌成糊状。平锅中加入少许油，放入面糊摊成小饼，两面煎至熟即成。

功效：白术、干姜、鸡内金合用，能健脾和胃、改善消化不良症状，适用于脾胃虚寒、消化功能差者。

◇ 厨房保健养生方

陈皮茯苓，燥湿理气助消食：山楂、扁豆、陈皮、茯苓、厚朴各6克，甘草2克，炮姜3片。水煎服，每日1剂，分2次服。具有健脾和胃、理气消食、行气止呕的功效。

竹茹配芦根，清热消食：竹茹30克，芦根30克，生姜3克。加水煎汤，去渣取汁，代茶饮。本方有生津止渴、和胃消食、止呕的作用。

薏米山楂荷叶茶，醒脾开胃：薏米、生山楂各10克，陈皮5克，干荷叶20克，开水500毫升。先将薏米、山楂用清水洗净，然后将所有材料切碎备用。将上步切碎的材料放到杯子中，倒入开水，加盖闷5分钟，即可装杯饮用。

秋季——秋来养"收"，果实累累

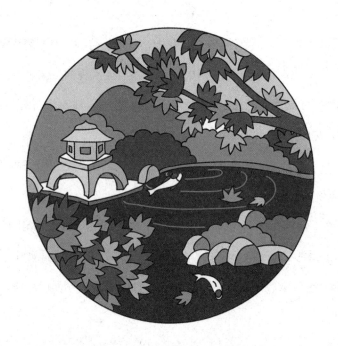

秋三月，此谓容平，天气以急，地气以明，早卧早起，与鸡俱兴，使志安宁，以缓秋刑，收敛神气，使秋气平，无外其志，使肺气清。此秋气之应，养收之道也。

——《素问·四气调神大论》

◇ **秋季养生要点**

※ 秋季宜养肺。

※ 饮食重在排毒、调理肠胃，以清补为主。

※ 注意润燥，"秋冻"要适度。

◇ **秋季饮食面面观**

秋季宜养肺

秋季是最好的养肺时机。中医所说的肺和西医不同，不是单一指肺这个器官，它更多的是指一个功能系统。在四季之中，秋天对应的是肺，位于胸腔，位置最高，覆盖于五脏六腑之上。肺为娇脏，在外喜欢清新的空气，在内喜欢洁净，所以污浊的空气对肺的损伤最大。肺还喜欢温暖和湿润，而秋冬季的空气寒冷而干燥，对肺的损伤很大。所以，秋天到了，养肺很重要。

秋季注意防燥

秋三月，起于立秋节气，止于霜降节气，是天气由炎热转向寒冷的过渡。"秋季主收，阳气始收、阴气渐长"，气温开始降低，雨量减少，空气湿度相对降低，气候偏于干燥。秋季养生重在保养体内阴气，而养阴的关键在于"防燥"，早秋防"温燥"，晚秋防"凉燥"。预防秋燥可以在饮食中搭配银耳、秋梨、甘蔗、胡萝卜等。

秋收时节，吃上要有度

秋季是海鲜正肥、瓜果丰收的时候，很多人觉得，既然秋冬宜进补，那么趁机多吃些海鲜、肉类等一定不错。实际上，这样吃是忽略了季节性的易发病，入秋后，要避免鼻炎、哮喘病和支气管病的发生。特别是对于那些过敏体质者，在饮食调节上更要慎重。凡是因过敏引发支气管哮喘的患者，平时应少吃或不吃鱼虾海鲜、生冷食品、烧烤、腌菜、辛辣的食物，如海鱼、螃蟹、虾类、韭菜花、烤肉、咸菜、胡椒等，宜以清淡、易消化且富含维生素的食物为主，建议多食用新上市的杂粮。

◇ 食材食谱连连看

雪梨百合萝卜粥

做法：雪梨1个，百合20克，白萝卜20克，粳米100克，冰糖适量。雪梨、白萝卜去皮切成小丁；百合洗净掰开。锅中放清水，煮沸后加入粳米、百合、雪梨片和白萝卜片，烧开后转中小火慢慢熬粥，至粥熟后加入适量冰糖调味即成。

功效：这道粥能够清肺热、润燥化痰、滋阴，适合秋季常吃，尤其适合老人和儿童食用。

白果蜜枣粳米粥

做法：白果6颗，蜜枣10颗，粳米100克。将全部材料洗净；锅中加适量清水，下入粳米，大火烧开。下入白果，转中小火慢慢熬粥，快熟时加入蜜枣，再煮5分钟即成。

功效：白果是银杏的果实，性质平和，能敛肺止咳；蜜枣清香甘甜，有补血、健胃、益肺的食疗功效。秋季应肺，天气干燥容易伤肺引起咳嗽，秋季咳嗽时可以试试这道粥。

健康提示：白果生食或炒食过量可致中毒，小儿误服中毒尤为常见，建议去药房购买。

花生牛奶豆浆

做法：黄豆、花生各30克，牛奶约200毫升（1袋），冰糖适量。黄豆洗净后浸泡过夜；花生洗净。将黄豆、花生、牛奶倒入豆浆机，加入适量清水，按开始键，搅打至熟即成。

功效：这道豆浆有滋养肺脏、补虚和润肤的功效，适合儿童和爱美女性。

芦荟杏仁粥

做法：粳米50克，甜杏仁5～8个，芦荟肉15克。粳米淘洗干净；甜杏仁捣碎；芦荟叶片洗净，将其中的肉刮出来备用。锅内加800毫升水，烧开后将粳米和甜杏仁同入锅熬粥。快熟的时候，加入芦荟肉再煮5分钟即可。

功效：甜杏仁色白，入肺经，具有润肺祛燥的功效。甜杏仁中富含多种不饱和脂肪酸，可以滋润皮肤、缓解干燥。需要注意的是，杏仁有甜杏仁和苦杏仁两种，苦杏仁有毒，千万不要吃错。甜杏仁一般在超市散货区（坚果类）或者零食区有售。

银耳莲子粥

做法：粳米50克，干银耳10克，莲子15克。粳米淘洗干净；干银耳提前泡发，洗净，撕成小片；莲子提前浸泡1小时。锅内加水800毫升，烧开后，将粳米和莲子一同下入锅中熬粥。快熟的时候，将银耳放入锅中，再煮一二沸即可。

功效：秋季外界的燥邪最容易伤肺阴，银耳和莲子都是白色的食物，容易入肺，具有养肺阴的功效。银耳中含有丰富的胶质，这种物质具有滋阴润燥的作用。

◇ 厨房保健养生方

蜂蜜柠檬茶，润燥排毒好味道：鲜柠檬1个，蜂蜜50克。将柠檬洗净切片。取一个广口、消毒的干净玻璃瓶。先将2～3片柠檬放到玻璃瓶中，然后浇蜂蜜，摇匀，再放一层柠檬片，再浇一层蜂蜜，如此反复，直到瓶子装满。用保鲜膜封口再盖上瓶盖，放入冰箱，腌制3～5天。每次取2片蜜汁柠檬，加适量温开水，泡茶饮用。

玉米豆浆，香甜可口解干燥：黄豆60克，新鲜玉米粒50克，白糖适量。将黄豆洗干净，浸泡一夜；新鲜玉米粒洗净。黄豆、玉米粒和白糖放入豆浆机中，加入适量水，按五谷豆浆键按钮，到时即成。

冬季——冬来养"藏"，蓄积能量

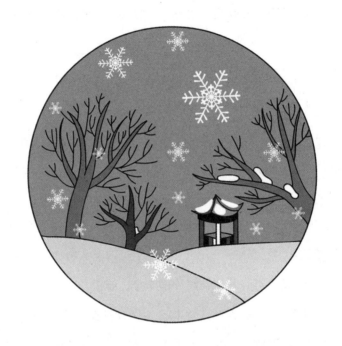

冬三月，此谓闭藏，水冰地坼，无扰乎阳，早卧晚起，必待日光，使志若伏若匿，若有私意，若已有得，去寒就温无泄皮肤，使气亟夺，此冬气之应，养藏之道也。

——《素问·四气调神大论》

◇ 冬季养生要点

※ 冬季宜养肾。

※ 根据体质适当进补。

※ 冬寒伤身，保暖为先。

◇ 冬季饮食面面观

冬季宜养肾

"冬三月草木凋零、冰冻虫伏"，冬季是自然界万物闭藏的季节，养生也应顺应四时。冬日，人体阳气内潜，潜藏于内，冬季"藏"好，来春生发方能盎然。冬季的相应脏腑为肾，肾是人体生命的原动力，肾气旺，则生命力强。因此，冬季养生重在固肾。肾味咸，心味苦，咸可胜苦。所以，饮食上应注意减咸增苦，固肾而不伤心。要注意的是，冬季养肾，应因人而异，阳虚或体内有寒、湿邪的人，重在温补肾阳；阴虚火旺的人，则应滋补肾阴以潜阳。

冬季宜养阴

人有三宝，精、气、神，其中"精"为初始之本，人体的血和津液都归于"精"，又称"阴精"。津液包括除血液外的一切液体，如组织间液、细胞内液、血浆、唾液、胃液、泪液、汗液、关节滑液、尿液等，起到滋润和濡养的功能，如润泽皮毛、肌肉、脏腑，充养骨髓和脑髓，润滑关节、眼、口、鼻等。秋冬季节，作为生命活动物质基础的阴，即血、精、津液很容易匮乏，形成"阴虚"，通俗的讲，即表示人体正在透支身体储存的能量。"阴虚"会导致五脏虚弱劳损，百病丛生，由于阴虚造成人体营养不良，将会严重影响人体健康与生命活动。若能及时补阴，不仅可以预防阴虚症状的出现，还可以对已出现的不良症状进行调节，起到治疗的效果。另外，冬季主藏、属肾，既要为平稳度过冬季准备足够的能量，又要贮存来年春季生发所需的能量，故冬季养生重在养肾。

冬季饮食应遵循"秋冬养阴"的原则，饮食以滋阴潜阳、增加热量、减咸增苦为主，可以选择多吃些动物性食品和豆类，补充矿物质和维生素。粗、杂粮中适合冬季常吃的有黄豆、甘薯、山药、土豆、花生等。黄豆外形似肾，其所含的优质植物蛋白质有调养肾气的作用；山药本身即是药食同源之品，可补中益气、补肾涩精；栗子富含蛋白质、维生素和矿物质，是冬季常用的食材，可谓经济实惠。

冬季注重温补

根据中医"虚则补之，寒则温之"的原则，到了冬季，在膳食中应多吃温性、热性，特别是能温补肾阳的食物进行调理，以提高机体的耐寒能力。对很多女性来说，冬季很不好过，怕冷、四肢的末梢循环不好，有种无论怎么样都暖不起来的感觉。可选食粳米、玉米、黄豆等五谷杂粮，搭配韭菜、香菜、大蒜、萝卜、羊肉、牛肉、鸡肉等。

黑色食物助养生

黑色入肾经，冬季补肾，注意在主食中增加黑色的粗、杂粮，如黑米、黑豆、荞麦、黑芝麻等，辅以少量动物性食材，熬粥煲汤滋养。冬季饮食切忌黏硬、生冷，以免损伤脾胃阳气。

◇ 食材食谱连连看

栗子羊肉汤

做法：羊肉250克，栗子50克，料酒、葱段、姜块、盐、鸡精各适量。羊肉切成小块，洗净、汆烫后备用；栗子剥外壳，汆烫备用。砂锅中放入适量清水，放入羊肉块、姜块、葱段，再加入料酒，用大火煮沸后撇去浮沫；转小火慢炖1～1.5小时，待羊肉熟烂后加入栗子，再煮15分钟，加入盐和鸡精调味即成。

功效：栗子被称为"干果之王"，能补肾强筋、健脾止泻。羊肉性温，能益气补虚。寒冷的冬季喝此汤，能温中补肾，有很好的滋补作用。

山药羊肉汤

做法：羊肉500克，山药150克，姜、葱、胡椒、绍酒、盐各适量。羊肉洗净切块，入沸水锅内，焯去血水；姜、葱洗净用刀拍破备用。山药片清水浸透与羊肉一起置于锅中，放入适量清水，将其他材料一同放入锅中，大火煮沸后改用小火炖至熟烂即可。

功效：羊肉是冬季很好的补益食材，山药能健脾养胃，冬季寒冷时可以尝试下这道汤。

黑米桂花粥

做法：黑米50克，红小豆、花生各30克，干桂花15克。黑米、红小豆、花生分别洗净，在清水中浸泡3～6小时。锅中加适量清水，烧开后加入黑米、红小豆、花生，再烧开后转小火熬粥，粥快熟时加入干桂花，再煮5～10分钟即可。

功效：桂花又名九里香，其气味浓郁清香，能温中散寒、暖胃止痛，同黑米、花生、红小豆一同煮粥，可健脾补肾滋阴、强身暖胃。

黑豆糯米红枣粥

做法：糯米 100 克，黑豆 30 克，红枣 10 枚，红糖 15 克。黑豆、糯米洗干净，在清水中浸泡过夜；红枣洗净，去核。黑豆、糯米连浸泡的清水一同入清水锅中，先用大火煮沸，转小火煮 15 分钟；加入红枣继续煮至米、豆熟烂，最后加入红糖搅拌均匀略煮即成。

功效：中医理论认为，肾主水，在五色中对应黑色，所以黑色的食物通常有补肾的作用。黑豆为黑色食物，能益肾气、通调水道、通利小便。黑豆同大枣、糯米、红糖同煮粥，还能养血健脾。常喝此粥能增强体质、延年益寿。

栗子燕麦豆浆

做法：黄豆 40 克，栗子 50 克，燕麦 35 克，冰糖适量。黄豆洗净，用清水浸泡过夜；栗子去皮，洗净，栗子肉切成小块；燕麦洗净。将材料放入豆浆机，搅打熟即成。

功效：这道豆浆不仅能补肾气、温中散寒，还能补益脾胃。

◇ 厨房保健养生方

生姜配米醋，温胃止腹痛：生姜 100 克，米醋 100 毫升。将生姜洗净，切成细丝，倒入米醋中浸泡 3 天。每日取 10 毫升，空腹引用，可加热后再喝。本方能温胃散寒、理气止痛。适用于寒性腹痛及过食寒凉饮食引起的腹痛。冬季有寒性胃痛的人可以常备。

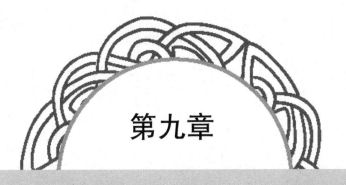

第九章

辨不同体质，饮食健康 100 分

中医讲"寒者热之，热者寒之"。这条治病原则对我们平时的饮食养生很有意义。人的体质分湿热、痰湿、阴虚、阳虚等，热性体质宜吃寒凉食物，而寒性体质则宜吃热温食物。如果吃错了，会火上浇油或雪上加霜。因此，饮食养生，一定要根据自己的体质选择食物。

平和体质，宜选"中庸之道"

平和体质的人通常生活规律，体重不胖不瘦，而且情绪稳定，对环境和气候的变化适应能力比较强。《黄帝内经》说："平人者，不病也。"平时很少生病，即使生病了也有较强的自愈能力。

◇ 健康锦囊

平和体质的人，身体阴阳平衡，日常饮食应以营养平衡为原则，保持蛋白质、维生素、矿物质、碳水化合物等营养物质的均衡摄入；五味养五脏，但过酸伤脾、过咸伤心、过甜伤肾、过辛伤肝、过苦伤肺，因此平和体质的人平日饮食应谨和五味，忌过于偏颇某一味食物。

根据身体需要，适当进补。平和体质虽然是一种比较健康的状态，但不同的时期，身体的需要不一样。例如，儿童时期，身体处于快速生长发育期，对营养的需求量很大，宜保证饮食营养全面、均衡；更年期，因为卵巢功能的退化，身体的激素水平出现变化，可根据体质的阴阳偏向适当进补，或益肾阴，或补肾阳；老年期，五脏功能减弱，这时宜适当调理，以促进新陈代谢，延缓衰老。

平和体质的人本身阴阳平衡，因此不宜经常药补，以免破坏身体的健康状态。

◇ 食材食谱连连看

土豆

推荐理由：土豆性平，味甘，有和胃调中、益气强身、抗衰老等功效。平和体质的人适量食用土豆，不仅能补充热量和营养，还能调养脾胃，预防便秘。

土豆苦瓜西红柿汤——润肠排毒，美容养颜

材料：土豆、西红柿各1个，苦瓜、胡萝卜各半根，洋葱片少许，盐、植物油各适量。

做法：土豆去皮，切块；苦瓜洗净，剖开去子，切片；西红柿洗净切块；胡萝卜洗净，去皮，切片。油锅烧热，下洋葱片、土豆块炒至半熟后，下入西红柿块炒软，倒入适量清水煮沸，下苦瓜片、胡萝卜片、盐，煮至入味即成。

黄豆及其制品

推荐理由：黄豆有"豆中之王"之称，被人们叫做"植物肉"，营养价值很高。由黄豆做成的豆腐、豆浆、豆皮等是优质蛋白质、钙等营养物质的理想来源，非常适宜平和体质的人作为食补之用。

黄豆花生汤——缓解更年期综合征

材料：黄豆、花生各50克，冰糖1大匙。

做法：将黄豆、花生洗净，放入锅中，加入适量水煮至黄豆、花生熟软，加冰糖调味即成。

川贝炖豆腐——清热润肺，化痰止咳

材料：川贝母5克，豆腐1块，冰糖适量。

做法：川贝母打碎或研粗末，与冰糖一起放在豆腐之上，放入炖盅内，炖盅加盖，小火隔水炖1小时即成。

气虚体质，重在补养元气

气虚体质是指身体的气不足而导致身体虚弱的一种体质。气虚体质的人，通常体力和精力都明显不济，稍微活动一下或工作、运动时间稍长就有疲劳不适的感觉，与人们经常说的亚健康状态相似。

◇ **健康锦囊**

饮食以补气养气为基本原则，多吃益气健脾的食物；多吃性平、味甘，或性温、味甘的食物，多吃营养丰富又容易消化的食物；补益要缓缓而补，千万不能蛮补；少吃多餐，忌暴饮暴食。

气虚体质者宜吃山药、小米、红枣、牛肉、蜂蜜等营养丰富、容易消化且具有益气健脾功效的食物。

气虚体质的人对食物的寒热比较敏感，食物太热或太寒，都会受不了。例如，气虚者吃辣椒，会感觉很燥热；羊肉性偏热，气虚者吃多了，不但气补不上来，反而会助热生痰；过于寒凉的食物，如苦瓜、西瓜、螃蟹等，气虚者吃多了，会出现苦寒败胃的现象，使气虚情况更加严重。

不吃或少吃白萝卜、空心菜等有耗气弊端的食物。另外，还要少吃油炸、油腻的食物。

气虚体质者进补忌急功近利，以免虚不受补，反而伤害脾胃。

◇ **食材食谱连连看**

山药

推荐理由：山药营养丰富，补而不滞、不热不燥，能补脾气而益胃阴，为补气佳品。对气虚体质或久病气虚者最为有益，宜常食用。

山药鸡丝——补充营养，增强体质

材料：鸡胸肉300克，山药丝150克，枸杞子5克，蒜片、葱段、料酒、盐、鸡精、高汤、植物油各适量。

做法：鸡胸肉切丝，加盐腌渍10分钟，入沸水中汆烫片刻，捞出，沥干水分备用。热锅，加植物油烧热，放入葱段、蒜片爆香后，下鸡丝略炒，再加入山药丝及所有调料，以大火快炒均匀，最后放入枸杞子拌炒数下即成。

粳米

推荐理由：粳米性平，味甘，归脾、胃经，能补中益气。清代王孟英还把粳米

133

粥誉为"贫人之参汤"。

桂圆芝麻二米粥——益气补虚、养心安神

材料：粳米、小米各100克，黑芝麻50克，桂圆5个。

做法：将淘洗干净的小米、粳米放入锅中，加入适量水煮至半熟，加入去核的桂圆肉和炒香的黑芝麻，煮至米熟粥成。

红枣

推荐理由：红枣性温，味甘，归脾、胃经，有益气补血、养血安神的功效，历代医家常建议气虚者多食，气虚者以将红枣煨烂服食为佳。

薏米红枣排骨汤——补气养血、消除水肿

材料：排骨200克，薏米20克，红枣10颗，姜片15克，盐、鸡精各适量，米酒10毫升。

做法：排骨切段，冷水下锅，煮净血水，捞出洗净；薏米、红枣分别洗净。将排骨、薏米、红枣、姜片放入锅中，加入适量水，倒入米酒，大火烧开后转小火炖2小时，最后加盐、鸡精调味即成。

气郁体质，减轻压力、畅达情志很重要

气郁即人体内气机运行不畅。气负责推动血液的运行，气郁不畅不仅会影响血液对身体的濡养，使脾不升清、运化失健，还会扰乱心神，使其不能调畅情志，于是就容易出现气机郁结，导致心情抑郁、性格内向、敏感多疑，即气郁体质。

◇ 健康锦囊

气郁体质者饮食应以疏肝理气、保养肝血、健脾养心为原则，常吃健脾益胃、理气解郁、疏肝养血的食物。

脾运化失健可导致气血不畅而导致气郁，因此气郁体质的人平时宜多吃具有调理脾胃功能的食物，如荞麦、高粱、蘑菇、柑橘、白萝卜、洋葱、丝瓜等。

气郁体质的人平时宜适量吃具有理气解郁功效的食物，能疏肝理气，缓解抑郁情绪。紫苏、薄荷、玫瑰花茶、菊花茶、桂花茶、薰衣草茶等具有理气解郁的功效，平时可多吃。

气郁体质的人少量饮用葡萄酒，可行气活血、舒解情绪问题，但要注意不能过度。

雪糕、冰激凌、冰冻饮料等冰冻食品，气郁体质者宜少吃；睡前应避免饮茶、咖啡等具有提神醒脑的饮品，以免影响睡眠。

◇ 食材食谱连连看

玫瑰花

推荐理由：玫瑰花有很好的行气解郁的作用，所以平时用玫瑰花煮粥，或者用热水泡上几朵代茶饮用，能缓解紧张焦虑的情绪。

玫瑰樱桃粥——行气解郁，缓解紧张情绪

材料：粳米100克，玫瑰花5朵，樱桃10颗，白糖适量。

做法：粳米清洗干净，放入锅中加适量水，用小火熬煮至米烂时加入洗净的玫瑰花、樱桃，继续熬煮20分钟，加白糖调味即成。佐餐食用。

注意：玫瑰花有活血化瘀的作用，服用后能使人气血运行加快，容易造成孕妇流产，所以孕妇不宜食用。

柑橘

推荐理由：柑橘具有止咳化痰、健胃、消肿止痛、疏肝理气等功效，适量食用能顺气解郁，非常适合气郁体质的人食用。

橘子蜂蜜糊——让心情甜润如蜜

材料：橘子250克，蜂蜜适量。

做法：将橘子去皮、核，橘子果肉放入大碗中研碎，再加入蜂蜜搅拌均匀即成。

牛奶

推荐理由：牛奶含有抑制神经兴奋的成分，能有效帮助睡眠，并能安抚情绪。气郁体质的人每天晚上睡前喝一杯温热的牛奶，不仅能助眠，还能解郁、润燥、美肤。

牛奶粥——养心安神，促进睡眠

材料：牛奶适量，大米100克，白糖适量。

做法：粳米淘洗干净，放入锅中加入适量水煮粥，晾温。牛奶加热，倒入晾温的粳米粥中，加白糖拌匀即成。

阴虚体质，养阴降火、滋阴润燥

阴虚是指人体内的精、血、津液等阴液不足，阳气相对亢盛，结果导致了阴阳不平衡的情况。阴虚体质的人因为体内津亏液少不能制火，从而出现口干舌燥、手足心热等虚热表现。而火炽又会灼伤津液使阴虚加重，两者常互相影响，形成循环。

◇ 健康锦囊

饮食以清热滋阴、养阴生津为原则，宜清淡、滋补，多吃能清热降火且营养丰富的食物；可多吃酸性、寒凉或平性的食物；补充充足的水分。

石榴、葡萄、枸杞子、柠檬、苹果、梨、柑橘、香蕉、荸荠、甘蔗、冬瓜、丝瓜、苦瓜、黄瓜等具有清热、滋阴、润燥的功效，阴虚体质的人平时宜多吃。

猪瘦肉、兔肉、鸭肉、龟肉、蚌肉、牡蛎等富含优质蛋白质，且容易消化；新鲜蔬菜、瓜果富含膳食纤维、维生素。阴虚体质的人平时宜适量食用。

花椒、味精、辣椒、葱、姜、蒜、生韭菜、虾仁、核桃、樱桃、杏、羊肉等温燥、辛辣、香浓的食物都伤阴，阴虚体质者一定要少吃。

寒凉食物虽然能给阴虚体质者带来一时的舒适，但寒凉伤脾胃，因此不可以无节制地吃性质寒凉的食物。

◇ 食材食谱连连看

苹果

推荐理由：酸甘可化阴，甘寒可清热。苹果性凉，味甘、微酸，具有生津止渴、清热除烦、润肺开胃的功效。现代研究发现，苹果中含有丰富的果胶，可促进人体将体内的毒素、热毒排出体外。因此，阴虚体质者平时宜多吃苹果。

酸甜苹果丝——清热排毒，生津止渴

材料：苹果半个，甜椒 30 克，醋、白糖、盐各少许。

做法：苹果洗净，切丝，用盐水浸泡 2 分钟，然后用冷开水冲洗；甜椒洗净，去蒂、子，切丝。将苹果丝、甜椒丝放入盘中，加醋、白糖、盐拌匀即成。佐餐食用。

莲藕

推荐理由：莲藕具有清热生津、润肠排毒等功效，对阴虚内热有缓解作用，因而非常适合阴虚体质者食用。莲藕生吃清热，熟吃健脾胃，阴虚体质者可以根据自己的需要选择合适的食用方式。

莲藕芥菜汤——养阴生津，补益脾胃

材料：莲藕 200 克，芥菜 100 克，盐、香油各适量。

做法：莲藕去皮，洗净，切片；芥菜洗净，切段。将莲藕放入锅中，加入适量水煮至莲藕熟，放入芥菜煮软，加盐、香油调味即成。

苦瓜

推荐理由：苦味可清热泻火、生津液。苦瓜是苦味食物中的翘楚，具有清热消暑、养血益气、润肠生津等功效，阴虚体质者适量食用，能缓解口干舌燥、五心烦热等阴虚内热症状。但苦瓜性寒凉，不宜多吃、久吃。

黑木耳炒苦瓜——清热排毒好清爽

材料：苦瓜 1 根，干黑木耳 10 克，胡萝卜、盐、味精、白糖、香油各适量。

做法：将苦瓜洗净，去子，切斜片；黑木耳用清水泡发，撕成片；胡萝卜洗净，切片。油锅烧热，下入苦瓜片煸炒，下入黑木耳片、胡萝卜片，调入盐、味精、白糖，快速翻炒均匀，最后淋入香油即成。

阳虚体质，健脾补肾双管齐下

阳气是人体的动力，能维持体温、产生能量、促进人体废物排泄、鼓舞生机。阳虚体质即指人体的阳气不足。人体的太阳不那么灿烂了，就会出现平素畏冷、手足不温、易出汗、喜热饮食、头发稀疏不茂密、精神不振、睡眠偏多，以及男性遗精、早泄，女性白带清稀、易腹泻、排尿次数频繁、性欲衰退等症状。

◇ 健康锦囊

饮食以温补肾阳为主，益气养阴为辅，缓缓调治，切忌强补；宜多吃热量高、营养丰富的食物；多吃温热性质的水果、蔬菜和肉类。

核桃、韭菜、辣椒、南瓜、胡萝卜、山药、羊肉、牛肉、鸡肉、虾、花椒、小茴香、桂皮等温热性质的食物对补充阳气有好处，阳虚患者平时可适量食用。

阳虚体质者秋冬季可适量喝山药栗子红枣糯米粥，不仅暖身暖胃，还能补阳气。

阳虚体质者多吃盐很容易引起肥胖、水肿、小便不利、高血压等病症，因此阳虚体质者不能吃得太咸，要减少盐的摄入量。

寒性食物会加重阳气亏损的程度，因此阳虚体质者不宜食用梨、荸荠、绿豆、苦瓜、黄瓜、空心菜、螃蟹、蛤蜊等寒凉性质的食物，以及冰激凌、冷饮等寒凉食物。

◇ 食材食谱连连看

羊肉

推荐理由：羊肉是温补的佳品，常吃可以祛湿气、避寒冷、暖心胃、补元阳，对补充阳气、提高人的身体素质有益，非常适宜阳虚体质者食用。

山药枸杞子羊肉汤——温补肾阳，暖身驱寒

材料：羊肉 200 克，猪瘦肉 100 克，枸杞子、山药各 20 克，沙参 10 克，姜片、葱花、盐、鸡精各适量。

做法：将羊肉、猪瘦肉洗净切片；枸杞子、沙参分别洗净；山药洗净，切块。锅内烧水，水开后放入羊肉片、猪瘦肉片焯烫，捞出洗净。将全部材料一起放入煲中，加入适量清水，大火煲开后改小火煲约 90 分钟，加盐、鸡精调味，撒上葱花即成。

桂圆

推荐理由：桂圆有壮阳益气、补益心脾、养血安神、润肤美容等功效，阳虚体质者适量食用，能补养肾阳、活血养血、美容养颜。

桂圆荔枝鹌鹑蛋汤——甜甜润润最美人

材料：桂圆肉 15 颗，鹌鹑蛋 10 个，红枣 5 颗，荔枝肉 5 克，莲子 10 克，枸杞子 5 克，生姜、火腿、盐、冰糖、料酒各少许，清汤适量。

做法：红枣、莲子用开水泡透；枸杞子、荔枝肉、桂圆肉洗净；生姜去皮切末；火腿切片。锅内加水，加少许盐，放入鹌鹑蛋，用小火煮熟，捞起冲凉，去壳，然后将准备好的全部食材都放入炖盅内，放盐、冰糖、料酒，注入清汤，加盖，入蒸锅隔水蒸 40 分钟即成。

血瘀体质，活血化瘀刻不容缓

血瘀是指血液瘀滞不通、离经之血不能及时排出和消散，这些失去生理功能的血液如果长期停留在体内，就会壅堵在经脉之内，瘀积于脏腑器官组织中。血瘀体质者大多偏瘦，有的人还经常被身上某部位的疼痛困扰，如女性痛经，男性身上有瘀青等。

◇ 健康锦囊

血瘀体质者饮食应以活血化瘀、舒肝养血为原则，多吃能行气活血的食物；少量饮酒，以活血祛瘀。

血瘀体质的人，平时应多吃具有活血化瘀、理气养血功效的食物，如山楂、醋、玫瑰花、茉莉花、金橘、木瓜、黑木耳、海带、橘子、蒜、生姜、茴香、桂皮、丁香、韭菜、柠檬、柚子等。

香附、郁金、当归、红花、三七等中药具有行气活血的功效，血瘀体质者可在医生的指导下适量服用以上药物，也可以搭配食物做成药膳，补益效果也不错。

红糖、红葡萄酒、糯米甜酒最适合女性血瘀体质者调养食用。

血瘀体质者平时不宜过量食用肥肉、奶油、鳗鱼、蟹黄、蛋黄、巧克力、油炸食品、甜食等，以防血脂增高、阻塞血管以致影响气血运行；不宜喝冷饮，以免影响气血运行。

血瘀体质者不宜吃过多盐和味精，避免血液黏稠度增高而加重血瘀的程度。

◇ 食材食谱连连看

山楂

推荐理由：山楂是药食同源之物，酸甜可口，营养丰富，而且有重要的药用价值，自古以来就被称为健脾开胃、消食化滞、活血化痰的良药，能入血分而散除郁结，可用于血瘀疼痛。

西红柿山楂粥——缓解血瘀型痛经

材料：山楂 40 克，西红柿 30 克，大米 100 克，冰糖 10 克。

做法：山楂洗净；西红柿洗净切丁；大米洗净，用清水浸泡 1 小时。锅置火上，加适量水，放入山楂，大火煮开。然后下入大米，大火煮沸，转小火煮成稀粥，最后调入已切丁的西红柿丁，加冰糖调味，稍煮至冰糖溶化即成。

黑木耳

推荐理由：黑木耳有很强的抗血液凝聚的作用，还能够有效清除血管壁上的瘀积，非常适合血瘀型体质者日常调养食用。另外，黑木耳若能搭配具有行气活血功效的红枣，活血祛瘀效果更佳。

木耳红枣粥——缓解血瘀症状

材料：大米 100 克，黑木耳 20 克，红枣 5～6 颗。

做法：大米淘洗干净，浸泡30分钟；黑木耳放入温水中泡发，择去蒂，除去杂质，撕成瓣状；红枣洗净去核。将所有材料放入锅内，加适量水，用大火烧开，然后转小火炖熟，直至黑木耳软烂、大米成粥。

痰湿体质，通气血、祛湿痰、养脾胃

痰湿体质是由痰湿长期停积于体内而形成的一种体质类型。痰湿中的"痰"并不仅指呼吸道排出的痰液，而是指因水液代谢过程不通畅产生的废物。当这些废物随着气血的运行流传至全身时，可引起许多疾病。

◇ 健康锦囊

饮食以通气血、祛湿痰为原则；脾为生痰之源，平时宜多吃清热化痰、健脾养胃的食物；宜多吃低脂肪、低糖、低热量、富含膳食纤维的食物；忌暴饮暴食、进食速度过快或饮食过饱；戒烟戒酒。

高热量饮食是导致痰湿体质的重要原因，因此痰湿体质者的饮食要低脂肪、低糖、低热量、高纤维。

宜吃的食材有薏米、冬瓜、陈皮、茯苓、山药等。

痰湿体质的人本身体内津液就运化不利，再吃过多酸、甜、寒凉食物就更容易滞湿生痰，因此，痰湿体质者宜少吃乌梅、西瓜、冷饮、冰激凌等食物。

肥肉、蛋黄、鱼子、猪脑、羊脑等高脂肪、高胆固醇食物，巧克力、花生、各种甜食、甜果汁等，都可助湿生痰，痰湿体质者宜少吃。

◇ 食材食谱连连看

冬瓜

推荐理由：冬瓜具有利小便、祛湿邪、消除肿胀等功效，对痰湿体质者体内的湿邪水肿有改善作用，因而适合痰湿体质者食用。

冬瓜红豆汤——缓解湿邪水肿

材料：冬瓜 300 克，红豆 50 克，盐适量。

做法：冬瓜洗净，切块；红豆用清水浸泡 1 小时。将冬瓜、红豆一起放入锅中，加入适量水，大火煮沸后转小火炖至红豆熟，加盐调味即成。

普洱茶

推荐理由：普洱茶具有去除油腻、消食养胃、化痰降浊、润肠通便等功效，非常适合痰湿体质者食用。普洱茶还具有降低胆固醇及甘油三酯的功效，痰湿体质者经常喝普洱茶，对预防高脂血症、高血压等疾病有益。

玫瑰普洱茶——理气健脾，祛痰化湿

材料：普洱茶、玫瑰各 3 克。

做法：取普洱茶放入杯中，注入沸水，浸没茶叶，然后快速将茶水倒出以醒茶。往杯内重新注入沸水，放入玫瑰花，待茶香和花香扑鼻而来时即可饮用。

薏米

推荐理由：薏米具有健脾利水、祛湿除痰的功效，对痰湿引起的肥胖有改善作用，而且还能改善脸上长痘的情况。

薏米菊花粥——健脾利湿，减肥瘦身

材料：菊花 30 克，薏米、大米各 100 克。

做法：将薏米、大米淘洗干净，一起放入锅中，加入适量水煮至薏米熟，加菊花再煮 20 分钟即成。

湿热体质，清热祛湿是重点

湿热体质是一种内部环境不清洁、体内又湿又热、湿热氤氲、排泄不畅通的体质。湿热体质的人内外都不"清洁"，体内有湿热邪气，脸上看起来也不干净，总是油腻腻的，常有痤疮，背后、臀部也起小疖肿等，对人体的健康和美丽都影响很大。

◇ 健康锦囊

饮食以祛湿清热为原则，多吃性质寒凉、味淡或苦的食物；适量饮水；饮食有节，不宜暴饮暴食；少吃肥腻食品、甜味品，少吃辛辣刺激的食物。

湿热体质的人平时宜多吃具有清热利湿功效的食物，如苦瓜、冬瓜、黄瓜、薏米、红豆、莲藕、荸荠、甘蔗、白萝卜、大白菜等。

香菜、藿香等气味芳香的食材可化除湿邪，湿热体质者可适量食用。

羊肉、虾、荔枝、桂圆等性质温热的食物可加重湿热症状，湿热体质者不宜多吃。

韭菜、辣椒、桂皮、生姜、花椒、胡椒、小茴香、大蒜、豆蔻等辛辣、性温热，易助热生火而加重湿热症状，因此湿热体质者不宜多吃。

◇ 食材食谱连连看

红豆

推荐理由：红豆又称"金豆"，具有清热除烦、利水消肿、促进消化等功效，湿热体质适量食用，有助于排出体内积热。

薏米红豆粥——清热化湿，利水消肿

材料：大米100克，薏米、红豆、绿豆各30克，枸杞子适量，冰糖少许。

做法：大米、薏米、红豆、绿豆洗净，用清水浸泡1小时；枸杞子洗净。锅置火上，加适量清水，将大米、薏米、红豆、绿豆、枸杞子放入锅中，大火烧开，转小火继续熬煮至粥熟，加入冰糖调味即成。

梨

推荐理由：梨是养阴生津、滋润肺胃、清热化痰的佳品，不仅适合在秋冬天气干燥时作为养肺润肺之品食用，还适合湿热体质者清热利湿之用。

百合荸荠雪梨羹——清热利湿，养阴润燥

材料：干百合15克，荸荠3个，雪梨1个，冰糖适量。

做法：百合用清水泡发；荸荠去皮，切小块；雪梨洗净去皮、去核，切小块。将百合、荸荠、雪梨放入炖盅内，加适量水，大火烧开后转小火炖煮，炖熟后加冰糖搅匀即成。

蛤蜊

推荐理由：《本草求原》记载："（蛤蜊）消水肿，利水，化痰，治崩带，瘿瘤，五痔。"湿热体质者适量食用蛤蜊，能起到利水、软坚的作用，对排出体内湿热邪气有益。

金针菇蛤蜊汤——开胃健脾，清热除湿

材料：金针菇 100 克，香菇 50 克，蛤蜊 300 克，葱段、姜片各适量，盐适量，浓汤 1000 毫升。

做法：将金针菇和香菇分别择洗干净，入沸水中余烫；蛤蜊洗净。锅中入浓汤、葱段、姜片，大火煮沸，随后放入蛤蜊、双菇同煮，待材料煮熟后放入盐调味即成。

过敏体质，注重提升免疫力

过敏体质属于特禀体质中的一种，是指接触某些过敏原就会发生过敏反应的体质。当过敏体质者接触到过敏原或遇到气候剧烈变化时就会出现鼻炎、皮肤瘙痒、哮喘等病症。

◇ 健康锦囊

饮食以清淡、均衡为宜，粗细搭配适当，荤素配伍合理；多吃具有益气固表功效的食物；避免食用辛辣、腥膻发物及含致敏物质的食物；少吃含有食品添加剂的食物。

糙米、蜂蜜、红枣能够益气养血，提升机体的抵抗力，所以能有效防止过敏反应的发生，过敏体质者平时宜多食用。

胡萝卜、金针菇等食物含有抗过敏物质，适宜过敏体质者食用。

荞麦、蚕豆、白扁豆、牛肉、鹅肉、鲤鱼、虾、螃蟹、茄子、酒、辣椒、浓茶、咖啡等辛辣之品、腥膻发物及含致敏物质的食物宜少吃或不吃，以免发生意外的过敏反应。

蒲公英、砂仁、金钱草等中药容易引发过敏，过敏体质者也要避免服用。

◇ 食材食谱连连看

红枣

推荐理由：现代研究发现，红枣中含有大量抗过敏物质——环磷酸腺苷，可阻止过敏反应的发生，因此，过敏体质的人宜多吃红枣。红枣的吃法有很多，可以泡茶、煮粥、炖汤，也可以直接吃。

红枣枸杞茶——增强免疫力，滋养强身

材料：红枣 6 枚，枸杞子 10 克。

做法：将枸杞子、红枣一起放在锅中，加入适量的水，大火煮沸，转小火煮 5 分钟即可。

蜂蜜

推荐理由：由于蜂蜜中含有一定量的花粉粒，经常喝会使对花粉过敏者产生一定的抵抗能力。另外，蜂蜜里面还含有微量蜂毒，它是蜜蜂体内的一种有毒液体，具有抗过敏、抗辐射、增强机体抗病能力的作用。

蜂蜜核桃肉——养阴补虚，增强免疫力

材料：蜂蜜 1000 毫升，核桃肉 1000 克。

做法：核桃肉捣烂，调入蜂蜜，和匀。每次服食 1 匙，每日 2 次，温开水送服。

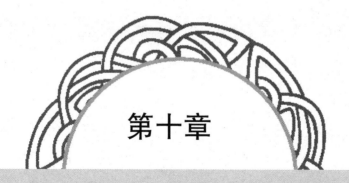

第十章

管住嘴，健康吃出来

我们周围的多数人平时身体健康、精力充沛，偶尔患上小毛病也很容易就能痊愈。还有一些有体质偏颇的人会发现，自己的身体总是小问题不断，甚至缠绵不愈，有时吃药也很难解决问题。

身体出现小问题时，可以先从改善饮食习惯和饮食结构做起，只要有针对性，长期坚持一定会有效果。

本章选取了一些常见症状，根据其病因推荐了相应的汤品和粥品，既让您饱口福，又为健康增加了一道防线。

老年人，合理饮食保健康

人体的衰老是自然发展的规律，随着年龄的增长，老年人的生理功能减退、腺体分泌功能下降、咀嚼能力变差、消化能力降低，容易出现营养缺乏的情况。合理饮食是身体健康的基础，老年人应根据自己的身体状况，选择合适的食物进行养生，以增强身体免疫力，预防疾病，保证健康。

◇ 健康锦囊

老年人的饮食应遵守清淡松软、易消化、多样化、营养全面等原则；保证蛋白质、维生素、矿物质和膳食纤维等营养物质的全面摄入，控制好每日摄入的总热量；适当补充水分；少吃多餐，不暴饮暴食，不偏食；少吃坚硬、辛辣食物。

为方便咀嚼，老年人宜选择质地比较软的蔬菜、水果，如西红柿、丝瓜、冬瓜、南瓜、茄子及绿叶菜的嫩叶，以及香蕉、西瓜、水蜜桃、木瓜、芒果、猕猴桃等。

老年人宜使用植物油作为食用油。粗粮富含膳食纤维，有促进消化、保健脾胃的作用，老年人应经常食用。鱼、蛋、豆制品是蛋白质、钙等营养物质的良好来源，老年人宜适量多吃。

肉类中胆固醇的含量较高且不易消化，老年人不宜多吃。

肥肉、动物油脂、糕点、饼干、果脯等脂肪、糖分含量较高，老年人不宜多吃，以免引发高血压、糖尿病等疾病。

盐、味精、酱油等调料钠含量高，老年人不宜多吃，以免引发高血压。

辛辣香料吃得过多，容易造成体内水分、电解质不平衡，出现口干舌燥、火气大、睡不好等症状，所以老年人不宜多吃。

◇ 食材食谱连连看

豆浆

推荐理由：豆浆不仅便宜，对许多中老年人，特别是高血压、高脂血症及心脑血管病患者来说，喝豆浆更有利健康——豆浆中所含的脂肪酸和豆油酸，可降低血胆固醇；豆浆中含较多的铁质，易于被人体吸收利用，能预防贫血；豆浆还富含钙质，能帮助老年人预防和缓解骨质疏松症。

黑豆大米豆浆——美容养颜，延缓衰老

材料：黑豆60克，黄豆20克，大米20克，水1200毫升，冰糖少量。

做法：先将黑豆、黄豆、大米清洗干净，用水泡一晚；将所有食材放入豆浆机内，然后加1200毫升的水，盖盖，选择豆浆制作功能即可。

豆腐

推荐理由：豆腐含有丰富的蛋白质、钙、磷等营养物质，而且豆腐易消化，老年人经常食用，不仅能补充营养、预防骨质疏松，还能润肠通便、预防便秘。

丝瓜豆腐鱼头汤——营养丰富，增强体质

材料：鲜鱼头1个，丝瓜300克，豆腐100克，姜、盐、植物油各适量。

做法：鱼头去鳞、腮、内脏，洗净；丝瓜去皮，切块；豆腐切块；姜切丝。锅中加适量植物油加热，放入姜丝炒香，下鱼头煎至变色，然后倒入适量清水，用大火炖20分钟，再下入丝瓜块、豆腐块，转小火炖20分钟，加盐调味即成。

山药

推荐理由：山药看似不起眼，但其实营养价值很高，它具有保健脾肾、润肠通便等功效，而且松软、易消化，老年人适量食用，能增强体质，预防和缓解肠燥便秘。

虾仁炒山药——健脾胃，强骨骼

材料：山药200克，虾仁100克，葱、姜、盐、植物油各适量。

做法：山药洗净，去皮切丁；虾仁洗净；葱洗净，切丝；姜洗净，切丝。锅中加植物油烧热，爆香葱丝、姜丝，下山药、虾仁煸炒至熟，加盐调味即成。

儿童，合理膳食身体壮

儿童正处于长身体、长知识的黄金时期，这个时期全身各组织器官逐渐发育成熟，而生长速度、智力发育都与营养状况有关。因此，有孩子的家庭，一定要注意帮助孩子养成良好的饮食习惯，保证营养的全面摄入。

◇ 健康锦囊

儿童的饮食应遵循食物多样化、营养全面丰富、易消化的原则；不挑食、偏食，不暴饮暴食；少吃零食，少喝碳酸饮料；注意饮食卫生。

鱼、肉、蛋是蛋白质、矿物质的良好来源，蔬菜、水果富含维生素、矿物质、膳食纤维，粗粮、细粮是碳水化合物的主要来源，少年儿童应均衡摄入以上食物，不偏食不挑食，以保证营养全面。

过多吃糖会影响身体对其他营养素的吸收，而且还容易引起龋齿，因此儿童不宜多吃糖及糖分含量高的食物。

雪糕、冰激凌、冷饮等寒凉食物可伤及脾胃，而儿童的脾胃相对娇嫩，因此不宜多吃。

市售的各种彩色食品含有大量的色素添加剂，有可能引起过敏反应或干扰体内的正常代谢，因此儿童不宜多吃。

咖啡、可乐等含有咖啡因，对中枢神经有兴奋作用，会影响大脑的发育，因此儿童不宜多饮。

酒精可刺激肠胃，还有可能对肝造成损害，因此儿童不宜饮酒。

◇ 食材食谱连连看

鱼

推荐理由：鱼肉中含有大脑发育所需的DHA，适量吃鱼对大脑非常有益。另外，鱼肉含有丰富的蛋白质、矿物质和维生素，营养全面且容易被吸收，儿童正处于身体发育的关键期，对营养的需求较高，宜多吃鱼补充。

黑木耳鲫鱼汤——补铁补血，健脑益智

材料：水发黑木耳 50 克，鲫鱼 1 条，姜片、葱花、盐、料酒、清汤各适量。

做法：黑木耳洗净，撕小朵；鲫鱼去内脏、鱼鳞，洗净沥干，用料酒抹遍鱼身内外，腌渍约 20 分钟洗净。将鲫鱼、黑木耳放入锅中，倒入清汤和适量水，大火煮沸后转小火炖 1 小时，加盐调味即成。

猕猴桃

推荐理由：猕猴桃被称为"营养的金矿"，它含有丰富的维生素 C，据分析，每 100 克猕猴桃果肉的维生素 C 含量是 100～420 毫克。此外，它还含有较丰富的蛋白质、糖、脂肪和钙、磷、铁等矿物质，而且它含有的膳食纤维和丰富的抗氧化物质能够起到清热降火、润燥通便的作用。需要注意的是，猕猴桃性寒，儿童如果患有腹泻则要少吃。

苹果猕猴桃沙拉——清润，开胃，助消化

材料：苹果 1 个，猕猴桃 2 个，菠萝 1/4 个，樱桃 5 颗，蜂蜜适量。

做法：苹果洗净，去核，切块；猕猴桃去皮，切块；菠萝去皮，用淡盐水浸泡片刻，洗净后切块；樱桃洗净，对半切块，去核。将所有水果放入盘中，加入蜂蜜拌匀即成。

金针菇

推荐理由：金针菇富含 B 族维生素、维生素 C、胡萝卜素、多种氨基酸、植物血凝素、多糖、牛磺酸等营养物质，少年儿童适量食用，可增强体质，提高身体免疫力。

金针菇鸡蛋肉丝汤——提升免疫力

材料：金针菇 50 克，鸡蛋 1 个，猪肉丝 50 克，葱花、植物油、盐、白胡椒粉、酱油、淀粉各适量。

做法：金针菇洗净分开，放开水中余烫一下；鸡蛋打散；猪肉丝加少许盐、水淀粉、白胡椒粉拌匀。锅中倒少许植物油，烧热后下入葱花略煸炒，加入金针菇略炒，加入适量清水烧开，下入猪肉丝，打入蛋液。猪肉丝熟后，加调味料调味即可。

女性，吃得好美丽又健康

追求美丽是女人一生的"事业"，十几岁的萝莉青春无敌，转眼间光阴流逝，举手投足间都是辣妈的风范。作为一名时尚女性，不仅要"出得厅堂，入得厨房"，还要精心保养，让自己时刻清润温婉。

◇ 健康锦囊

爱美女性的饮食宜营养全面、热量适度；多吃富含维生素的蔬菜和水果；重视钙、铁等矿物质的摄入；多吃富含氨基酸的食物；多吃具有养血安神、清润滋阴的食物；不暴饮暴食，不过度节食减肥。

胡萝卜素、维生素C、维生素E等强抗氧化剂是保持大脑清醒、皮肤白皙及延缓衰老的必需营养素，女性要多吃含有这些物质的食物，如西红柿、芹菜、荠菜、红枣、桂圆、樱桃、苹果等。

鱼、牛奶、豆制品等食物营养丰富，容易消化，而且所含的氨基酸是营养脑神经的重要物质，多吃含有这些物质的食物有利于改善大脑功能。

女性在月经期，随着血中红细胞的流失还会丢失铁、钙和锌等矿物质，因此女性平时宜注意矿物质的补充。

炸鸡、油条等煎炸食物含有高油脂，蛋糕、饼干、糖果等含有高热量、高糖分，如果吃得过多容易引起肥胖，因此女性不宜多吃。

大多数女性体质偏寒，经常感觉四肢冰冷，因此不宜过量食用雪糕、冰激凌、冷饮等寒凉食物。

◇ 食材食谱连连看

海带

推荐理由：经常食用海带不但能补充碘元素，而且对头发的生长、滋润、亮泽也具有特殊功效。海带对女性来说，不仅有美容、美发、瘦身等保健作用，还能帮助预防乳腺疾病。

芦笋拌海带——乌发润肤，延缓衰老

材料：芦笋、海带各 200 克，蒜末 10 克，盐、白醋、香油各适量。

做法：芦笋去老皮，用清水洗净，切成段；海带用清水浸透，冲掉杂质，切成块。锅置火上，加入适量清水烧开，然后放入芦笋段、海带块氽烫至熟，捞起入凉水中漂凉。碗中放入芦笋段、海带块，加入蒜末、盐、白醋、香油，拌匀即成。

西蓝花

推荐理由：西蓝花含有丰富的维生素 A、维生素 C 和胡萝卜素，能增强皮肤的抗损伤能力，有助于保持皮肤弹性。此外，西蓝花还是著名的"抗癌战士"，能帮助女性预防乳腺、皮肤方面的疾病。

清炒双花——美容养颜，增强体质

材料：菜花、西蓝花各 200 克，蒜末、盐、香油各少许。

做法：菜花、西蓝花分别洗净，切成小朵，放入沸水中氽烫，捞出，沥干水分。锅置火上，待油热，放入蒜末爆香，把沥干后的菜花、西蓝花倒入锅内，翻炒，加盐，太干可加适量水，炒熟以后，淋入香油即成。

胡萝卜

推荐理由：胡萝卜含有大量的膳食纤维，B 族维生素，钾、镁等矿物质，经常食用，可促进肠胃蠕动，有助于体内废物的排出。女性经常吃胡萝卜，能润肠排毒，缓解因便秘引起的皮肤干燥、痤疮、"水桶腰"等问题。

南瓜玉米胡萝卜汁——香甜可口，补充维生素

材料：南瓜 100 克，甜玉米粒 50 克，胡萝卜 2 根，冰糖 1 块，清水适量。

做法：南瓜和胡萝卜分别去皮，切成小块，同甜玉米粒一起放入榨汁机。加入适量清水和冰糖，选择米糊功能，约 20 分钟即成。

男性，注重饮食精力充沛

现代男性只有拥有健康的身体，才能更好地应对工作、承担家庭压力。因此，男性要注意饮食健康，多吃对身体有益的食物，同时加强锻炼，劳逸结合，调节好压力，保持身体健康。

◇ 健康锦囊

男性日常饮食要多样化，营养搭配合理，保证蛋白质、矿物质、维生素、膳食纤维等的全面均衡摄入；饮食宜清淡、低脂、低糖、少盐；饮酒适量；多吃蔬菜、水果，限制脂肪的摄入；补充充足的水分。

肾是男人的支柱，补肾是男性一生的必修课，因此男性平时宜适量食用具有补肾作用的食物，如山药、核桃、黑芝麻、虾、枸杞子等。

鸡、鸭、鱼、肉等动物性食物能提供优质的蛋白质，可以增强机体的免疫力，男性宜适量食用。

奶类、豆制品富含钙质，牡蛎等海产品中含有丰富的锌，有益于男性健康，平时也宜多吃。

萝卜叶、油菜叶、菠菜、芥蓝、大白菜、胡萝卜、菜花、甘蓝、苹果、香蕉等碱性蔬果可以中和饮食中糖、肉、蛋及代谢中产生的过多的酸性物质，使体液保持弱碱性，男性平时宜多吃。

油炸、烟熏、腌制食物吃得过多，易使人肥胖和患高血压，因此男性不宜多吃。

过量饮酒不仅会增加患高血压、脑卒中等疾病的风险，还会伤害肝脏，因此男性饮酒不能过度。

◇ 食材食谱连连看

粗粮

推荐理由：常吃粗粮有助于保持大便通畅，使体内毒物不会久滞肠道。粗粮中含有细粮（或精加工食品）欠缺的多种维生素和矿物质，有助于调节肠胃内环境，易为人体吸收并提高人体抗病力。因此，男性平时宜多吃粗粮。

绿豆薏米粥——清热排毒，保护肠胃

材料：绿豆20克，薏米20克，大米50克。

做法：薏米、大米及绿豆分别淘洗干净，用清水浸泡一夜，捞出，沥干水分。锅置火上，加适量清水，放入浸泡过的绿豆、大米和薏米，用大火烧开，改用小火煮至熟透即成。

泥鳅

推荐理由：泥鳅性平，味甘，有补中益气、养肾生精的功效。泥鳅中含一种特殊蛋白质，有促进精子形成的作用。男性经常食用泥鳅，可滋补强身。

花生仁红豆炖泥鳅——补肾虚，强身体

材料：泥鳅600克，花生仁50克，红豆30克，陈皮5克，姜丝、盐、料酒各适量。

做法：将泥鳅处理干净，用料酒腌渍10分钟；将花生仁、陈皮、红豆洗净，浸泡，沥干。将泥鳅在油锅内煎至微黄，取出沥油。锅置火上，加适量水，放入所有材料，大火煮沸后，改小火煮1～2小时，起锅前放入盐调味即成。

虾

推荐理由：虾味道鲜美，补益和药用作用都较好，具有壮阳益肾、补精、通乳的功效。现代男性压力大，易出现乏力、体虚的情况，多吃虾能滋补身体，改善上述情况。

豆腐虾仁汤——养足阳气精力好

材料：豆腐1块，鲜虾仁、白菜心各50克，鲜香菇20克，枸杞子3克，生姜片、盐、鸡精各适量。

做法：将豆腐洗净，切块；鲜虾仁去虾线，洗净；鲜香菇、白菜心分别洗净，切丝。砂锅中加入适量清水，放入姜片、白菜丝、香菇丝、虾仁，烧开后下入豆腐块，改小火继续煮30分钟，出锅前加入盐和鸡精调味即成。

女性更年期，从吃调理安度特殊时期

女性在 45 岁左右时，卵巢功能衰退，雌激素分泌水平下降，机体一时不能适应而出现一系列自主神经功能失调的症候群，即更年期综合征。虽然更年期综合征是由于生理变化所致的，但生理上的不适极易引起心理上的变化，因此在调理身体的同时，也要注意心理方面的调适。

◇ **健康锦囊**

饮食宜清淡自然、多样化、营养丰富均衡；多吃富含类黄酮及钙质的食物；注意膳食纤维和水分的摄取；不暴饮暴食。

更年期女性应注意均衡营养，要粗细粮搭配以保证蛋白质、维生素和矿物质的摄入量，并适当摄入一些乳类、蛋类、大豆制品、新鲜蔬菜、水果及鱼类、海菜等食物。

酒、浓茶、咖啡、辣椒等对神经系统有刺激作用，更年期前后要禁止食用；忌吃黄油、奶油、动物脂肪、肥肉等高脂食物。

◇ **食材食谱连连看**

莲子心

推荐理由：莲子心是莲子中间的幼叶和胚根干燥而成的，味苦，性寒，归心、肾经，能清心安神、清热解毒。更年期时容易肝阳上亢而心烦气躁，多喝莲子心茶，能帮助平肝火、安定心神，安然度过更年期。推荐用量 2～5 克。

莲水梨——宁心安神，滋阴润燥

材料：莲子心 10 个，莲藕 50 克，丰水梨 1 个。

做法：将莲子心切碎，莲藕和丰水梨洗净、去皮后切小块，一起煮水，最后加入冰糖即成。

芹菜

推荐理由：芹菜中所含的碱性成分可安定情绪、消除烦躁；芹菜中含有酸性的降压成分，对原发性、妊娠性及更年期高血压有良好的改善作用。因此，更年期因肝阳上亢感到心烦气躁时，宜多吃芹菜，以降火气、清身心、预防高血压。

红枣芹菜洋葱粥——降低血压和血脂

材料：干红枣 10 枚，洋葱碎、芹菜段各 30 克，糯米 50 克，盐适量。

做法：糯米、红枣先煮粥，将熟时下入洋葱碎、芹菜段，再煮 5 分钟，加少量盐调味即成。

益智健脑

大脑主管着人体全身的感觉、运动和各种生理活动，世界卫生组织评价人体衰老的标准首先是脑衰老，保持脑功能强健和思维的敏捷就相当于延缓了衰老的进程。因此，在日常养生中，我们要益智健脑，预防和延缓脑功能衰退。

◇ 健康锦囊

多吃益智健脑的食物；保证碳水化合物、蛋白质的适量供应，适量摄入"脑黄金"DHA，多吃富含维生素 C、维生素 E 等强抗氧化剂的蔬菜、水果；及时补充充足的水分。

碳水化合物是大脑活动的能量来源，平日饮食应以大米、面粉、玉米、小米等为主食，同时保证摄取量充足。

优质蛋白质有助于增强大脑功能及促进脑细胞代谢，因此平时宜适量吃鱼、蛋、瘦肉、牛奶等富含优质蛋白质的食物。

豆油、芝麻油、花生油等植物油含有大量的不饱和脂肪酸，深海鱼、豆类、奶类及核桃、榛子、松子、花生等食物富含 DHA，平时适量食用，对增强记忆力、改善大脑功能有益。

薄荷、荷叶、茉莉花、薰衣草等具有提神醒脑的作用，适量食用能帮助消除大脑疲劳。

炸薯片、汉堡、方便面等快餐食物易产生过氧化脂质，使体内产生自由基，引起大脑功能衰退，因此这类食品不宜多吃。

肥肉、咸肉、甜点、可乐等高脂肪、高盐、高糖的食物会通过促进对胰岛素的抵抗而影响大脑的功能，使记忆力衰减，所以平时要少吃这类食物。

◇ 食材食谱连连看

核桃

推荐理由：核桃仁含有较多的蛋白质及不饱和脂肪酸，这些成分皆为大脑组织细胞代谢所需的重要物质，能健脑益智。因此，平时可适量食用核桃，以滋养大脑，延缓脑衰老。

芹菜拌核桃——提高记忆力

材料：芹菜150克，核桃6个，盐、香油各适量。

做法：芹菜摘去老叶，洗净，切段，入沸水锅中汆烫1分钟，捞起过凉；核桃剥壳，取仁。冷锅冷油放入核桃仁，小火慢慢炸至金黄色，捞出沥油，然后盛入盘中，加芹菜段、盐、香油拌匀即成。

金针菇

推荐理由：金针菇有"益智菇"的美誉，含有较齐全的人体必需氨基酸，其中赖氨酸和精氨酸含量尤其丰富，且含锌量比较高，对智力发育，尤其是对儿童的身高和智力发育有良好的促进作用。另外，常吃金针菇，还可以增强免疫力、提高新陈代谢水平。

醋拌金针菇——健脑益智，增强免疫力

材料：金针菇100克，鲜香菇2朵，胡萝卜30克，黑醋3大匙，盐、黑胡椒粉各少许，香油、酱油、糖各1小匙。

做法：将金针菇去除蒂头；鲜香菇去除蒂头，切片；胡萝卜切丝。将以上材料一起入沸水中汆烫，捞起放凉备用。将所有调料拌匀至糖完全溶解，即成酱汁。将所有材料放入碗中，加入做好的酱汁拌匀即可食用。

鱼

推荐理由：鱼头中含有十分丰富的卵磷脂，可增强人的记忆、思维和分析能力，并能延缓脑细胞的退化，延缓衰老。鱼肉还是优质蛋白质和钙质的极佳来源，特别是含有大量的不饱和脂肪酸，对维护大脑和眼睛健康尤为重要。

鱼头豆腐汤——健脑益智

材料：鱼头1个，豆腐300克，香菜、植物油、盐、胡椒粉各适量。

做法：鱼头洗净，去鳍，对切开；豆腐切块。锅内放植物油烧至七成热，放鱼头两面煎一下。加水没过鱼头，烧开后去掉浮沫，小火煮至汤呈白色。加入豆腐，大火烧5分钟。加入盐、胡椒粉调味，出锅前撒上香菜即成。

润肠通便

粪便中含有很多细菌，如果在肠道内停留的时间过长，在细菌的作用下会产生大量的毒素，这些毒素被人体吸收后，会降低人体免疫力，导致皮肤粗糙、痤疮、腹胀腹痛、口臭、肥胖等问题，严重的甚至还会诱发肛肠疾病。因此，我们平时要注意保养肠道，保持大便通畅。

◇ 健康锦囊

饮食以高纤维、高水分为原则，多吃润肠通便的食物，以促进肠胃蠕动；饮食宜清淡、易消化；多吃蔬菜和水果。

糙米、绿豆、薯类、玉米、燕麦片等杂粮粗糙多渣，能促进肠胃蠕动，便秘者宜多吃。

芹菜、黑木耳、油菜、菠菜、茭白、竹笋、芹菜、白萝卜、香蕉、苹果等富含膳食纤维，平时也宜多吃。

充足的水分摄入能使大便变软，从而有利于大便的排出，因此平时宜注意补充水分。

碳酸饮料热量高、糖分高，可影响人体对其他营养物质的吸收，因此平时不宜用碳酸饮料代替水饮用，也不宜多喝。

高胆固醇、高油脂等不易消化的食物可加重肠胃负担，引起便秘；辛辣刺激性食物可耗损体内阴津，导致肠燥便秘。因此，肥肉、咸肉、甜点、奶油、辣椒、大料、香叶、小茴香等油腻、辛辣食物不宜多吃。

◇ 食材食谱连连看

黑木耳

推荐理由：黑木耳是肠道的"清道夫"，其含有的胶质可吸附残留在胃肠道的灰尘、杂质，通过粪便排出体外，从而起到清胃涤肠、预防和缓解便秘的作用。

双耳拌黄瓜——润肠通便，瘦身排毒

材料：银耳、黑木耳各 15 克，黄瓜 100 克，葱丝、姜丝、香油各适量，盐、味精各少许。

做法：将银耳、黑木耳泡软，黄瓜洗净切片，共入沸水中余烫至熟，捞出沥干，装盘。将姜丝、葱丝、香油、盐、味精一起拌匀，浇在银耳、黑木耳和黄瓜上，拌匀即成。

玉米

推荐理由：玉米中的维生素 B_6、烟酸等成分具有刺激胃肠蠕动、加速粪便排泄的特性，可预防便秘、肠炎、肠癌等。

玉米木瓜排骨汤——合理搭配也能保养肠胃

材料：鲜玉米 2 根，木瓜 1 个，排骨 250 克，姜片、盐各适量。

做法：将玉米和木瓜用清水洗净，切块；排骨洗净，切块，冷水下锅，大火煮净血水，捞出冲洗干净。锅置火上，将玉米块、排骨块、姜片放入锅内，然后加适量清水，大火烧开，然后改用小火炖 1 小时。放入木瓜块，用小火煮至木瓜熟，最后加盐调味即成。

油菜

推荐理由：油菜中含有大量的植物纤维素，能促进肠道蠕动，增加粪便的体积，缩短粪便在肠道停留的时间，从而起到缓解和改善便秘、预防肠道肿瘤的作用。

白灼油菜

材料：油菜200克，植物油、生抽、芝麻油各适量，蒜2瓣。

做法：油菜洗净，去掉老叶，入沸水中烫一下捞出。蒜瓣捣碎成蒜泥。锅中放植物油，烧热后下入蒜末炒香，加入油菜略炒，加入生抽和芝麻油调味即成。

减肥瘦身

肥胖不仅影响形体美，而且是导致高血压、糖尿病等多种疾病的"元凶"。而饮食结构不合理，高热量、高脂肪、高糖饮食等，是引起肥胖的重要因素。我们应合理饮食，限制热量的摄入，多吃具有减肥作用的食物，以保持正常体重，维护身体健康。

◇ 健康锦囊

脂肪型肥胖：多吃富含膳食纤维的绿叶蔬菜和新鲜水果；多补充水分，保持大便通畅；适量补充蛋白质和碳水化合物；忌吃高油、高盐、高糖、高胆固醇食物。

水肿型肥胖：控制饮水；多吃冬瓜、红豆、黄瓜、豆芽等具有利水消肿作用的食物；忌吃高盐食物。

肌肉型肥胖：适量补充蛋白质，少吃高蛋白食物；多补充水分；多吃蔬菜和水果。

◇ 食材食谱连连看

燕麦

推荐理由：燕麦富含膳食纤维，容易使人产生饱腹感，能帮助人体控制热量的摄入。另外，燕麦具有润肠通便的作用，对便秘引起的"游泳圈"有改善作用。

燕麦南瓜粥——益气养胃，纤体瘦身

材料：燕麦、大米各100克，南瓜80克。

做法：南瓜去皮，洗净，切块；燕麦用清水泡软。大米淘洗干净，与燕麦一起放入锅中，加入适量水，大火煮沸后转小火，加入南瓜块煮至粥熟即成。

黄瓜

推荐理由：黄瓜中所含的丙醇二酸可抑制糖类物质转变为脂肪，而且黄瓜热量低，非常适合肥胖者食用。此外，黄瓜中的膳食纤维对促进人体肠道内腐败物质的排出有一定作用，能清肠排毒。

黄瓜芦荟粥——瘦身纤体，美容养颜

材料：芦荟15克，黄瓜50克，大米100克。

做法：将芦荟洗净，切小块；黄瓜去皮、瓤，切小块；大米淘洗干净。将大米放入锅中，加入适量水，大火煮沸后转小火熬至粥将熟，放入芦荟、黄瓜煮片刻即成。

莲藕

推荐理由：莲藕的粗纤维很容易让人产生饱腹感，从而达到减少食量、控制热量摄入的目的。同时，莲藕的脂肪含量少，不容易使人肥胖，是非常好的减肥食物。

莲藕排骨汤——吃肉也不胖

材料：莲藕200克，猪排骨400克，鸡蛋液、姜片、葱段、香菜叶、盐、料酒、味精各适量。

做法：排骨洗净切块，加适量盐、鸡蛋液腌好；莲藕去皮，洗净，切块。锅内加水烧开，放入腌过的排骨稍煮片刻，捞起备用。将排骨、莲藕、姜片放入炖盅内，加入清水、料酒炖2小时，调入盐、味精，撒入葱段、香菜叶即成。

生发乌发

头发干枯、毛糙，没有光泽，发尾容易分叉；少白头；头发一把把地掉……头发问题不仅会影响到女性的魅力，还间接反映了身体健康问题——肠胃无法有效消化所吃下的食物，营养失调，难以到达头部颐养头发。因此，乌发亮发内调外养，才能事半功倍。

◇ **健康锦囊**

中医认为，头发是"血之余""肾之华"，头发的好坏与肝、肾、脾胃有着密切的关系。通常，肝血旺，肾气足，头发茂密色黑而有光泽；肝血不足，肾气虚，就会出现白发；脾胃虚弱，肾气不足，容易出现黑白相杂的花白头发；肝气郁结、忧思伤脾的人容易出现头顶脱发、斑秃的情况。因此，养护头发，最根本的是要养好肝、肾、脾胃，平时多吃具有补肝、养肾、补养脾胃作用的食物，如山药、黑豆、黑米、黑芝麻、红枣、桂圆、山楂等。

从现代研究的角度看，蛋白质、脂肪是头发的助长剂，微量元素中的铜、铁等是维持头发健康必不可少的物质，维生素是维持头发正常生长、保护头皮健康的重要成分。绿色蔬菜有助于黑色素生成；豆类能增加头发的弹性和润泽度，防止分叉；海菜、海带等海藻类食物含丰富的钙、钾、碘，可预防白发，平时可多吃上述食物，对头发的健康有益。

多吃富含维生素 E、维生素 C 的豆类、蔬菜、瓜果和杂粮。

饮食过咸会增加肾脏的负担，引起排钠障碍，使血压升高、蛋白质代谢紊乱，从而影响头发中蛋白的形成，使头发颜色变淡，甚至枯萎，因此平日的饮食不宜过咸，要少吃咸肉、腌制食品。

吃糖过多会使身体堆积大量的有机酸，扰乱头发的色素代谢，使头发逐渐失去光泽，变得枯黄，因此要少吃奶油、甜食。

◇ **食材食谱连连看**

黑芝麻

推荐理由：中医认为，肝旺血燥、血热热盛使毛根失其濡养而出现头发早白，而黑芝麻有补肝肾、润五脏的作用，常吃能平肝抑阳，濡养头发而使头发乌黑。

黑芝麻乌鸡煲——益气养血，乌黑头发

材料：乌鸡1只，黑芝麻30克，枸杞子15克，红枣6枚，盐、姜片、料酒各适量。

做法：将黑芝麻洗干净，用小火焙熟；乌鸡洗净，去内脏；枸杞子、红枣分别洗净。砂锅内放适量清水、姜片、料酒，大火烧开后放入乌鸡、黑芝麻、枸杞子、红枣，烧开后改小火炖2小时，用盐调味即成。

核桃仁

推荐理由：中医认为，核桃能"通经脉，黑须发"，具有补肾养血、润肺纳气、强筋健骨、通润血脉、润肌乌发等功效。核桃仁富含B族维生素、维生素C、胡萝卜素、不饱和脂肪酸等多种营养物质，适量食用，可使头发乌黑、皮肤细腻。

核桃仁炒山药——补肾乌发

材料：核桃仁50克，水发黑木耳50克，山药300克，植物油、盐、葱丝、姜丝各适量。

做法：山药洗净，去皮，切斜片；木耳泡发后，摘成小朵；黑木耳和山药氽烫后捞出备用。核桃仁先过油炒熟，放凉备用。锅中加适量植物油，爆香葱丝、姜丝，下入山药和黑木耳翻炒，再下入山药片煸炒至熟，加入盐调味即成。

制何首乌

推荐理由：中医认为，制何首乌具有补肾益精、乌黑须发、光泽皮肤的功效。在医生的指导下适量服用制何首乌，可补肝肾、益精血、涩精止遗，使头发乌黑，皮肤光泽美润。

制何首乌小米粥——生发乌发，减龄美颜

材料：制何首乌15克，鸡蛋2个，小米50克，白糖少许。

做法：将何首乌用纱布包裹，与小米同煮粥；粥熟前捞出药包，将鸡蛋打入，并加白糖少许，调匀煮熟即可。

荠菜

推荐理由：荠菜具有清热解毒、凉血止血等功效，适量食用对预防血热引起的头发早白有益。

165

荠菜豆腐羹——鲜嫩清爽

材料：嫩豆腐1块，荠菜1把，火腿肠1根，淀粉1小勺，芝麻油、盐、鸡粉各适量。

做法：荠菜去根洗净切碎，豆腐和火腿肠分别切丁；淀粉加一点凉水调成水淀粉。汤锅中加适量清水煮开，放入豆腐丁煮2分钟，然后淋入水淀粉勾芡，锅中倒入适量芝麻油，再用盐和鸡粉调味，将切碎的荠菜放入，搅拌开，至荠菜变色熟软即可关火出锅，最后撒上火腿丁。

提升免疫力

现代社会，由于生活、工作压力，环境因素，缺乏运动等，很多人容易出现头晕、感冒、咳嗽、疲惫、浑身无力等亚健康状态，也有些朋友只要天气一变化就容易生病。出现上述因素，最根本的原因是免疫力下降，使身体抵抗力变差，不堪病邪侵扰而出现各种各样的毛病。因此，建议平时要注意多吃可增强免疫力的食物，加强运动，增强体质。

◇ 健康锦囊

饮食对人体免疫力有着重要的影响，要想保证免疫力正常，最基本的条件就是要为身体提供全面而均衡的营养，使身体的各组织器官都得到良好的濡养。

饮食多而杂，平时运动少，使得体内堆积了不少毒素，体内的"毒"增多，免疫力自然会变差。因此，要改变一下饮食习惯，多吃具有排毒作用的五谷杂粮，富含维生素、矿物质和微量元素的新鲜蔬菜、水果，以及营养丰富且容易消化吸收的牛奶、豆制品等，这些食物不仅能提供丰富的膳食纤维，润肠排毒，还能强壮骨骼，帮助肌肤恢复靓丽和光滑。

蛋白质是身体细胞的主要构成，每天摄入足够的优质蛋白质，能很好地帮助免疫系统维持正常功能，因此也不要因为一说大鱼大肉影响健康而完全不吃，应保证每天都要摄入适量的肉类、蛋类、鱼类、奶制品等富含优质蛋白质的食物。

经常食用奶油、甜食、肥肉、油炸食品等高糖、高脂肪食物，容易导致毒素累积体内，还容易导致肥胖，这两者都会影响到免疫细胞的活力。因此，平时要少吃高糖、高脂肪的食物。

不少朋友喜欢喝咖啡、碳酸饮料，殊不知这些饮品会影响身体对其他营养物质的吸收，使得身体内营养不均衡，这样会影响到免疫细胞的正常运行，使免疫力下降，因此偏爱咖啡、碳酸饮料的朋友平时不要过量饮用这类饮品。

◇ 食材食谱连连看

香菇

推荐理由：香菇味道鲜美，香气沁人，被誉为"山珍之王"，是高蛋白、低脂肪的营养美食。研究发现，香菇含有丰富的香菇多糖，能增强细胞免疫能力，从而提高身体免疫力、抑制癌细胞的生长。多吃香菇，能增强体质，预防癌症，对身体健康十分有益。

香菇鸡汤——提升免疫力，改善体质

材料：鸡肉 4000 克，香菇 150 克，葱段、姜片、料酒、盐、植物油各适量。

做法：鸡肉洗净，切块，放入沸水中烫一下捞出，沥干。香菇洗净，切片。锅中加少许植物油，烧热后下入葱段、姜片、香菇片煸香，再下入鸡肉块，倒入适量清汤，煮沸后转小火煮汤，至鸡肉软烂即成。

酸奶

推荐理由：每天喝 1～2 杯酸奶，有助于维持良好的肠道菌群，改善胃肠道的健康，促进身体毒素的排出，并且可抑制坏菌分泌致癌物质，减少罹患癌症的机会。女性朋友可在上午或下午加餐时饮用酸奶，既能增强饱腹感，减少吃零食的机会，又对身体有益，一举两得，何乐而不为？

柠檬

推荐理由：柠檬含有丰富的维生素 C，维生素 C 是强抗氧化剂，抗菌能力极强，还能提高免疫力,促进骨胶原生成。每天晨起饮用一杯柠檬水,能润肠排毒、美白肌肤、提高免疫力;做菜时加入适量柠檬汁, 能增香提味、开胃消食、生津止渴。

蜂蜜柠檬——提升免疫力,预防感冒

材料:柠檬 5 个,蜂蜜适量。

做法:将柠檬洗干净,切片。把保鲜罐消毒后,开始放入柠檬片。一片柠檬片倒入一层蜂蜜,一直持续此步骤,蜂蜜淹没柠檬片,放入冰箱 24 小时后即成。

小提示:在饮用时须用干燥筷子夹取柠檬片。放冰箱保存,请尽早使用,以保持柠檬新鲜度。

海带

推荐理由:海带营养价值极高,富含的碘是甲状腺素生成必不可少的物质,而头发是否光泽、情绪是否稳定等与甲状腺素有着密切的关系。另外,海带中的碘还能刺激垂体分泌激素,对调整内分泌失调、增强机体免疫力、消除乳腺增生等有益。

海带豆腐汤——增强免疫力

材料:海带 50 克,豆腐 200 克,植物油、盐、葱丝、姜丝、香菜末各适量。

做法:海带洗净,切小块;豆腐切块,用淡盐水浸泡。锅内加适量植物油,用葱、姜爆锅,加入适量清水,放入海带、豆腐,大火煮开后,调至中小火慢炖 10 分钟左右。加盐调味,最后撒入香菜末即成。